病院情報システムの利用者心得 解説書

The Instructions for the End Users of the Hospital Information System
© Japan Association for Medical Informatics Healthcare Information Technologist Fostering Taskforce, 2014
Published by Nankodo Co., Ltd., Tokyo, 2014

病院情報システムの利用者心得解説書

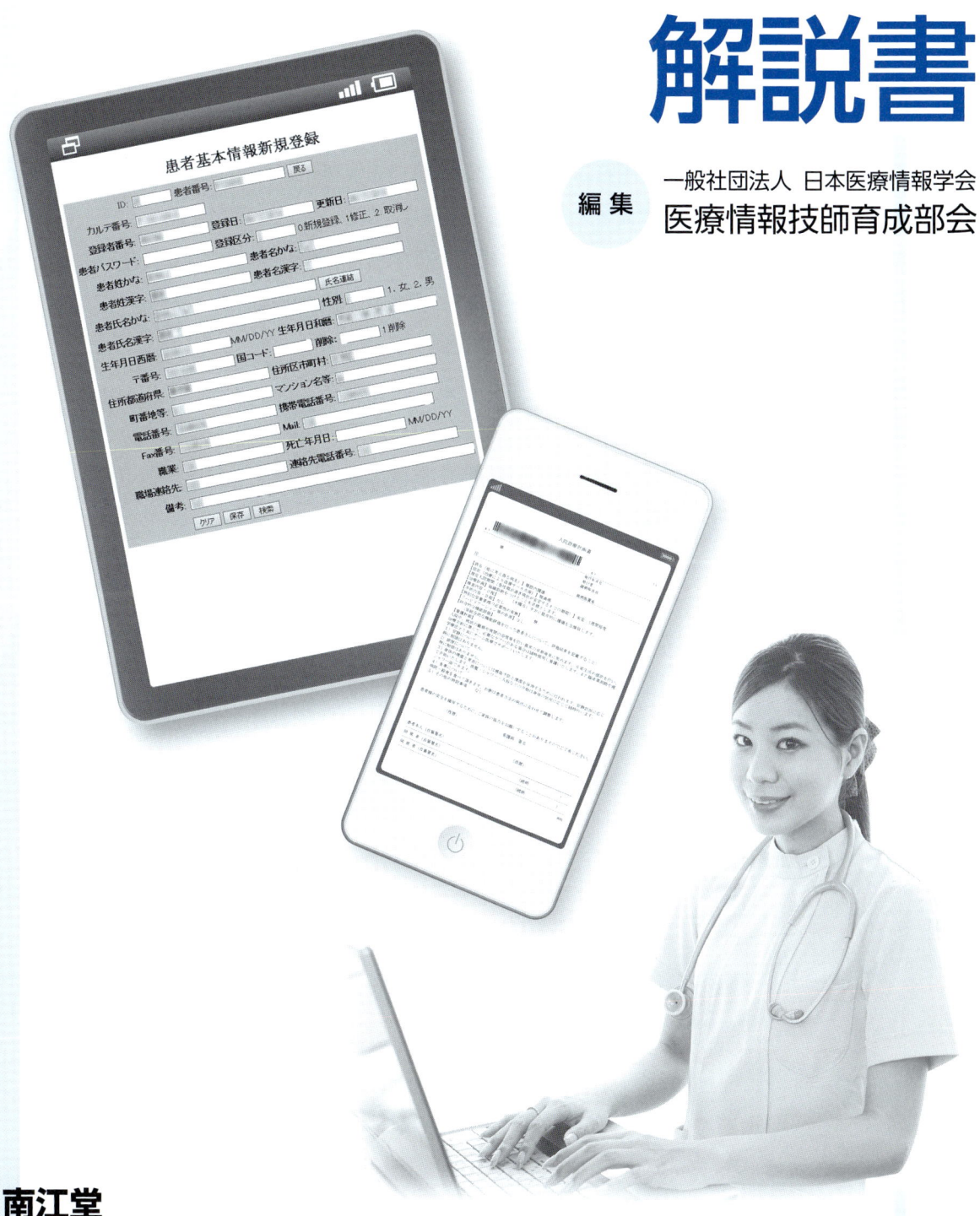

編集 一般社団法人 日本医療情報学会
医療情報技師育成部会

南江堂

■編 集

一般社団法人 日本医療情報学会 医療情報技師育成部会

■編集者・執筆者一覧（五十音順）

石川　　澄 (責任者)	社会医療法人社団 沼南会本部（前広島大学病院 医療情報部）
稲田　　紘	兵庫県立大学大学院 応用情報科学研究科
入江　真行	和歌山県立医科大学・先端医学研究所 医学医療情報研究部
岡田　　康	住友電気工業株式会社 情報システム部 情報技術部
奥村　通子	富山大学大学院 医学薬学教育部
岸　　真司	名古屋第二赤十字病院 医療情報管理センター
酒井　順哉	名城大学大学院・都市情報学研究科 保健医療情報学
瀬戸　僚馬	東京医療保健大学 医療保健学部 医療情報学科
田中　一史	滋賀県立成人病センター 疾病・介護予防推進室
長原三輝雄	金沢大学附属病院 検査部
原　　臣司	藤田保健衛生大学大学院
花田　英輔	佐賀大学大学院工学系研究科 知能情報システム学専攻
三原　直樹	大阪大学医学部附属病院 医療情報部
八幡　勝也	医療法人 住田病院
山本　和子	一般社団法人 日本医療情報学会 医療情報技師育成部会 事務局

■イラスト

久保谷智子

発刊にあたって

　近年，多くの病院でオーダエントリーシステムや電子カルテシステムの導入が進展しています．その一方で，それらのシステムを扱う，医師・看護師をはじめとした医療従事者や事務職員（外部委託業者を含む）などによるコンピュータ端末の誤操作や，診療情報活用の知識の甘さが原因で，ヒヤリハットやデータ漏洩が年間約200件発生していることも報告されています．

　日本医療情報学会 医療情報技師育成部会は，病院を中心とする医療・介護機関で，安全かつ有効に情報システムが機能するための方策を，10年を経て検討してきました．これまでは，情報システムの開発や管理にあたる「医療情報技師」や「上級医療情報技師」という専門職を育成し，活躍する場ができることを目指してきました．それらの有資格者が14,000人を超えた段階で，ある程度目的を達成するかに見えました．

　しかし，電子カルテの普及が進むにつれ，情報システムの開発や管理を行う専門職を育成するばかりではなく，システムの利用者である一般の病院職員も一定のスキルを備える必要があることが明確になってきました．すなわち，医療安全，院内感染対策，医薬品安全，および医療機器安全などと同様に，病院情報システムに関する正しい知識を全利用者が修得し，適切に利用することが求められるのです．

　そこで本部会では，このようなシステム利用上の原因がもとで，医療の質や患者のプライバシー保護を脅かしかねないトラブル事例を1つでも防止するため，一般利用者向けの「病院情報システムの利用者心得」および講習会用の「病院情報システムの利用者心得解説書」を作成し，一冊の書籍にまとめました．「病院情報システムの利用者心得」は，病院情報システムの構築・運営に関わる専門学会である日本医療情報学会の医療情報技師育成部会が，2年にわたり検討してきたものです．

　「病院情報システムの利用者心得解説書」の執筆にあたっては，「病院情報システムの利用者心得」が求める内容が，なぜ必要なのか（守らないとどのようなリスクが生じるのか），どの程度の厳密さで遵守する必要があるのか，実施するには具体的にどのようにすればよいのかについて，医療現場の実情に照らした考え方を示すことに留意しています．

　各病院は，独自の教育・研修プログラムを立ち上げておられますが，本書を利用して，医療情報技師などが中心になって研修会を任意に開催していただくことをお勧めします．

　本書が，医療情報技師／上級医療情報技師の方々の日頃の活動の一助となれば幸いです．

2014年11月

一般社団法人 日本医療情報学会 医療情報技師育成部会

はしがき

　「病院情報システムの利用者心得（以下，利用者心得）」は，すべての医療専門職および医療事務担当者が病院情報システムを利用して業務を行ううえで，安全性を保つために，必ず「知っておかなければならないこと」「しなければならないこと」「してはならないこと」を整理して記述したものです．

　「利用者心得」は2013年11月に暫定的に公表されました．その後，「病院情報システムの利用者心得解説書（以下，解説書）」を編纂する中で，改変したほうがわかりやすいと判断される部分が生じました．そこで，「利用者心得」と「解説書」を1冊の書籍として発刊するのを機会に一部改変し，正式に公表いたします．内容は，暫定版とおおむね変わりません．

　「解説書」は，より現場の理解を助けるために作成しました．医療情報技師など，病院情報システムの管理者が，病院情報システムの一般利用者向けのリテラシー研修会を開催するうえで助けとなるように，情報倫理のほか，情報システム操作の基本的事項について逐条的に解説しています．

　「解説書」には，診療情報の保存と利用における安全性，すなわち「真正性（データの内容が正しいこと），Authenticity」「完全性（データが保存や伝達の過程で変わらないこと），Integrity」「可用性（必要に応じて情報を利用できること），Availability」「守秘性（望まない第三者の閲覧から守られていること），Confidentiality」を担保することを重点項目として掲げています．

　全体の構成としては，一般利用者の共通の理解として確認すべき事項を，大きく2つのテーマ（到達目標）に分けました．
　すなわち，
　①患者との良好なパートナーシップを形成するために，多職種からなるチーム医療の一員として，診療情報を適正に扱える
　②病院情報システムの安全性と有用性を高めるために，システムを適正に扱える
とし，前者は，従来の紙面による診療情報の運用にも共通した内容，後者は情報システムの操作運用に分けています．今後，情報技術の進歩，および運用上の周辺の脅威などの変化により，「利用者心得」および「解説書」は適宜見直され，改変がなされていくことにご留意願います．

　「利用者心得」および「解説書」が，医療情報技師など病院情報システム管理者が行う院内の情報システムの安全な活用の一助となることを期待しています．特に，医療情報技師などが，新入職員や新しい情報システムの採用時の研修会などで使用していただくことも想定しています．また，病院各部署に本解説書を配置して，一般利用者の理解を日常的に深めることも，医療情報の安全管理のうえで大切な方法といえます．各病院にあって

は，実情に合わせていろいろな活用がなされることを期待します．

　なお，記述内容は，おおむねわが国の標準的な病院の情報システムに適合していると思われますが，細部に異なる運用を行っている病院にあっては，適正な運用ができるよう，適宜，読み替えていただければ幸いです．

2014年11月

　　　　　　　　　　　一般社団法人　日本医療情報学会　医療情報技師育成部会
　　　　　　　　　　　病院情報システム利用者心得普及推進委員会（HI-UP委員会）
　　　　　　　　　　　（HI-UP: Hospital Information System User Program）

目 次

病院情報システムの利用者心得 — 1

病院情報システムの利用者心得解説書 — 11

| 総合目標 | 病院情報システムの一般利用者が知っておくべきことを再確認する　11 |

| 到達目標 I | 患者との良好なパートナーシップを形成するために，多職種からなるチームの一員として，診療情報を適正に扱える　12 |

実践 I-1　患者の権利に配慮した診療情報の取り扱いをする ———— 14

　　＜患者などの秘密を守る＞ ･････････････････････････････････ 14
　　　　KPh I-1-1 ･･ 14
　　　　KPh I-1-2 ･･ 16
　　　　KPh I-1-3 ･･ 18
　　　　KPh I-1-4 ･･ 20
　　＜患者などの自己情報の閲覧と訂正を求める権利を保障する＞ ･･････ 22
　　　　KPh I-1-5 ･･ 22
　　　　KPh I-1-6 ･･ 24
　　＜患者などの自己情報をコントロールする権利を保障する＞ ･･････ 26
　　　　KPh I-1-7 ･･ 26

実践 I-2　患者の安全を確保するために，患者と協力して，正確な情報収集に努めるとともに，有害事象が起こらないよう情報の流れを共有する
　　　　　　　　　　　　　　　　　　　　　　　　　　　　　　　 28

　　＜患者の安全確保の対策＞ ････････････････････････････････ 28
　　　　KPh I-2-1 ･･ 28
　　　　KPh I-2-2 ･･ 30
　　　　KPh I-2-3 ･･ 32
　　　　KPh I-2-4 ･･ 34

   KPh I -2-5 ·· 36
   KPh I -2-6 ·· 38

実践 I -3 診療記録を適正に作成し，活用できる ─────────── 40
  ＜診療記録の質保証＞ ·· 40
   KPh I -3-1 ·· 40
  ＜診療記録の適正な運用＞ ·· 42
   KPh I -3-2 ·· 42
  ＜診療記録の適切な活用＞ ·· 44
   KPh I -3-3 ·· 44

到達目標 II 病院情報システムの安全性と有用性を高めるために，システムを適正に扱える 46

実践 II -1 病院情報システムの入出力端末を正しく操作できる ─────── 48
  ＜端末操作にあたっての心構え＞ ·· 48
   KPh II -1-1 ·· 48
   KPh II -1-2 ·· 50
   KPh II -1-3 ·· 52
   KPh II -1-4 ·· 54
   KPh II -1-5 ·· 56
  ＜端末アクセス・操作時の留意点＞ ·· 58
   KPh II -1-6 ·· 58
   KPh II -1-7 ·· 60
   KPh II -1-8 ·· 62
  ＜入力ミス防止のための留意点＞ ·· 64
   KPh II -1-9 ·· 64
   KPh II -1-10 ·· 66
  ＜業務終了時の留意点＞ ·· 68
   KPh II -1-11 ·· 68
   KPh II -1-12 ·· 70
  ＜ウイルス感染防止の留意点＞ ·· 72
   KPh II -1-13 ·· 72
   KPh II -1-14 ·· 74
  ＜情報の漏えい対策＞ ·· 76
   KPh II -1-15 ·· 76
   KPh II -1-16 ·· 78

KPhⅡ-1-17	80
KPhⅡ-1-18	82
KPhⅡ-1-19	84
KPhⅡ-1-20	86

実践Ⅱ-2 ネットワークに関する機能を知り，正しく利用できる — 88

＜端末操作時の留意点＞	88
KPhⅡ-2-1	88
KPhⅡ-2-2	90
KPhⅡ-2-3	92

実践Ⅱ-3 病院情報システムのトラブル時に，正しい対応ができる — 94

＜日常の備え＞	94
KPhⅡ-3-1	94
KPhⅡ-3-2	96
＜トラブル発生時の対応＞	98
KPhⅡ-3-3	98
KPhⅡ-3-4	100
＜システム復旧後の対応＞	102
KPhⅡ-3-5	102

実践Ⅱ-4 医療事故防止に役立つように病院情報システムを活用できる — 104

＜医療事故防止のためのシステム活用＞	104
KPhⅡ-4-1	104
＜警告表示把握時の留意点＞	106
KPhⅡ-4-2	106

実践Ⅱ-5 病院情報システムの有用性を理解し，改善すべき点を要望できる — 108

＜システムの有用性の理解と改善の要望＞	108
KPhⅡ-5-1	108
KPhⅡ-5-2	110

あとがき	113
Keywords 索引	114

イメージイラストについて

各 Key Phrase（KPh）で提示しているイメージイラスト中では，以下のようなワードを掲載しています．

NG！　　　：してはならないこと
知ってる？　：知っておくべきこと
Must do！　：すべきこと

病院情報システムの利用者心得

> **総合目標**
>
> 病院情報システムの一般利用者が知っておくべきことを再確認する

　日常の診療，および病院運営管理業務の電子化が進んでいる．

　医師，看護師をはじめとする各種医療専門職，および医療事務職など病院情報システムの利用者は，すべて，情報倫理についての共通理解のもとに，安全かつ適正にシステムを操作しチーム医療を推進することが求められる．

　「病院情報システムの利用者心得」は，医療情報技師，および上級医療情報技師が，病院情報システム利用者向け教育・研修プログラムを開催する際の資料として，活用されることを目的に作成された．

　すなわち，①病院情報システムの基盤となる医療情報の取り扱いについての基本的考え方，および，②病院情報システムを適切に操作するための基本的考え方を，今一度確認し，病院情報システムの一般利用者に共通した理解とすることにある．

到達目標Ⅰ：患者との良好なパートナーシップを形成するために，多職種からなるチームの一員として，診療情報を適正に扱える

医療は患者と医療従事者との信頼関係で成り立つ．ここでは，良質なチーム医療を提供できるように，患者の立場に立って診療情報を正しく取り扱うという視点から，チーム医療を推進するうえでの情報の取り扱い要件を再確認する．

実践Ⅰ-1　患者の権利に配慮した診療情報の取り扱いをする

患者などの秘密を守る

KPh Ⅰ-1-1　患者基本情報［ID（患者番号），氏名，性別，生年月日，住所など］および診療情報を，第三者に漏らしてはならない．

KPh Ⅰ-1-2　学会，研究会などで症例や事例を発表する場合は，匿名化しなければならない．

KPh Ⅰ-1-3　死亡した患者の情報も，生存する患者と同様に取り扱わなければならない．

KPh Ⅰ-1-4　個人情報が含まれている媒体を廃棄する場合は，復元不可能な状態に処理しなければならない．

患者などの自己情報の閲覧と訂正を求める権利を保障する

KPh Ⅰ-1-5　患者本人から診療情報の閲覧の求めがあった場合は，開示義務があることを知っていなければならない．

KPh Ⅰ-1-6　患者が自らの情報の誤りを指摘した場合は，確認して訂正しなければならない．

患者などの自己情報をコントロールする権利を保障する

KPh Ⅰ-1-7 患者から同意を得た目的以外に情報を利用してはならない．さらにその同意が患者の自由意思によって撤回ができることを知っていなければならない．

実践 Ⅰ-2　患者の安全を確保するために，患者と協力して，正確な情報収集に努めるとともに，有害事象が起こらないよう情報の流れを共有する

患者の安全確保の対策

KPh Ⅰ-2-1 患者から氏名，連絡先，既往歴などの必要事項を正しく聴取し，所定欄に正確に記録しなければならない．

KPh Ⅰ-2-2 医療行為の実施においては，患者確認，指示確認，観察を行い，結果を正確に記録しなければならない．

KPh Ⅰ-2-3 口頭指示は，原則として行ってはならない．やむを得ない場合は，各病院のルールに従わなければならない．

KPh Ⅰ-2-4 院外から提供された診療情報は，患者同定を行ったうえで，必要な情報を正確に保存しなければならない．

KPh Ⅰ-2-5 インフォームドコンセントにおける記録を，適切に保存しなければならない．

KPh Ⅰ-2-6 インシデントの発生時には，所定内容を正確に記録するとともに，迅速に報告しなければならない．

実践 I-3　診療記録を適正に作成し，活用できる

診療記録の質保証

KPh I-3-1　診療記録を作成する際には，客観的事実を記載しなければならない．
①イベント発生時刻を正しく記載する（記載時刻とは異なることを認識する）．
②時系列に一連の事象を箇条書きするなどして，簡潔にまとめる．
③アセスメントに「推測」「推察」を記載するときは，「推測」「推察」であることがわかるように記載する．

診療記録の適正な運用

KPh I-3-2　診療記録は正しく運用しなければならない．そのためには，各病院が規定する「運用管理規程」などを正しく理解して，遵守しなければならない．

診療記録の適切な活用

KPh I-3-3　診療記録は，病院機能や診療実績（クリニカルインディケータ）など，客観的な分析と評価に活用されることを理解しなければならない．

到達目標Ⅱ：病院情報システムの安全性と有用性を高めるために，システムを適正に扱える

　病院情報システムを利用するすべての者が知っておくべき基本ルールを整理し，安全かつ有効にシステムが機能する要件を確認する．

実践Ⅱ-1　病院情報システムの入出力端末を正しく操作できる

端末操作にあたっての心構え

KPhⅡ-1-1　「操作・運用マニュアル」を理解し，運用管理規程を遵守しなければならない．

KPhⅡ-1-2　ログイン時のパスワードは，他人に知られないよう管理しなければならない．

KPhⅡ-1-3　パスワードは定期的に更新しなければならない．

KPhⅡ-1-4　システム管理者の許可なく，ソフトウェアを端末にインストールしたり，設定を変更したりしてはならない．

KPhⅡ-1-5　アクセスの多い時間帯における，サーバに負荷のかかる検索などは，システムトラブルの原因となる可能性があることを認識していなければならない．

端末アクセス・操作時の留意点

KPhⅡ-1-6　システム利用時には，自分のIDとパスワードを使用しなければならない．

KPhⅡ-1-7 業務途中で一時的に端末から離れる際は，原則としてログアウトしなければならない．

KPhⅡ-1-8 他者がログインした端末を，そのまま利用してはならない．

入力ミス防止のための留意点

KPhⅡ-1-9 システムに入力をするときは，入力した内容が正しいかを十分確認しなければならない．

KPhⅡ-1-10 システムへの入力漏れや入力誤りに気付いたときや，それらを指摘されたときは，速やかに追加・訂正入力し，必要に応じて関係部門に変更発生の連絡をしなければならない．

業務終了時の留意点

KPhⅡ-1-11 業務終了時は，必ずログアウトしなければならない．

KPhⅡ-1-12 端末の電源を切るときは，定められた方法で終了し，電源スイッチで強制的に切断してはならない．

ウイルス感染防止の留意点

KPhⅡ-1-13 ウイルス感染を防ぐため，次のことを遵守しなければならない．
①ウイルス対策ソフトが起動していることを画面上で確認する．
②許可されていないUSBメモリやCD-ROMなどの，外部記憶媒体を接続してはならない．
③心あたりのない者からのメールは開かない．また，メールを開いた場合でも不審なメールの場合には添付ファイルは絶対に開かず，当該メールを即座に削除する．
④業務に関係のないWebサイトにアクセスしてはならない．

KPhⅡ-1-14 　ウイルス感染が疑われる現象が発生したときは，操作を中断し，ただちにシステム管理部門に連絡し，助言・指示を求めなければならない．
たとえば，
①ウイルス検出の表示
②異常な文字や画像の表示
③ファイルの消失
④見覚えのないメールやファイルの存在
⑤異常なレスポンス低下
など

情報の漏えい対策

KPhⅡ-1-15 　情報漏えいは，利用者の不注意や誤操作などが原因となることが多いことを認識していなければならない．

KPhⅡ-1-16 　ファイル共有ソフト（Winny など）をインストールしてはならない．

KPhⅡ-1-17 　診療情報は，原則として，持ち出してはならない．やむを得ず持ち出す必要がある場合は，病院ルール（または病院管理者などの指示）に従わなければならない．

KPhⅡ-1-18 　携帯電話（PHS を含む），スマートフォン，許可されていないモバイルルータなどは，電源確保のためであっても端末に接続してはならない．

KPhⅡ-1-19 　ノート PC，タブレット，携帯端末（PDA）などの可搬型端末の利用に際しては，紛失や盗難，不正な持ち出しを防止するため，端末のアリバイ管理に責任を持たなければならない．

KPhⅡ-1-20 　個人情報を含む診療情報は，原則として，電子メールで送信してはならない．

実践 Ⅱ-2　ネットワークに関する機能を知り，正しく利用できる

端末操作時の留意点

KPh Ⅱ-2-1　端末操作をする際は，帳票やファイルなどの出力先を確認しなければならない．

KPh Ⅱ-2-2　システム管理者の許可なく，ネットワークに機器を接続したり，機器の設定を変更したりしてはならない．

KPh Ⅱ-2-3　無線LAN・携帯電話などを使用する際には，周囲に設置されている医療機器や，ペースメーカなどが誤動作を起こす危険性について認識していなければならない．

実践 Ⅱ-3　病院情報システムのトラブル時に，正しい対応ができる

日常の備え

KPh Ⅱ-3-1　トラブル対応マニュアルの保管場所と記載概要について，確認しておかなければならない．

KPh Ⅱ-3-2　大きなシステムトラブルにつながる兆候を知っていなければならない．

トラブル発生時の対応

KPhⅡ-3-3 トラブル発生時には，以下の手順に従ってシステム管理部門に報告し，指示に従わなければならない．
①周辺の他の端末でも類似した現象が起きていないかを確認する．
②異常現象を正確にシステム管理部門に連絡する．
③現在の業務への影響を把握する．
④予想される影響をシステム管理部門に簡潔に報告する．
⑤障害時運用（手書き運用など）への切り替えは，システム管理部門の指示に従う．

KPhⅡ-3-4 入力操作中にトラブルが発生した場合は，再入力（事後入力を含む）を行う場合に備え，次の記録を残しておかなければならない．
①入力者（操作者）名
②患者ID，患者氏名
③入力時刻（実施時刻）
④入力項目（何を行おうとしていたか）

システム復旧後の対応

KPhⅡ-3-5 システム復旧後，以下に沿って対処しなければならない．
①入力データの重複や欠落がないことを確認する．
②入力データの欠落がある場合は，障害時運用（手書き運用など）の内容を参照し入力する．

実践Ⅱ-4 医療事故防止に役立つように病院情報システムを活用できる

医療事故防止のためのシステム活用

KPhⅡ-4-1 患者誤認防止機能，および指示内容・行為の突合機能を活用しなければならない．

警告表示把握時の留意点

KPh Ⅱ-4-2 警告表示には，適切に対応しなければならない．
①警告内容を，決して無視しない．
②警告表示がなくても，安心してはいけない．

実践Ⅱ-5　病院情報システムの有用性を理解し，改善すべき点を要望できる

システムの有用性の理解と改善の要望

KPh Ⅱ-5-1 病院情報システムの導入は，以下のような有用性をもたらすことを認識していなければならない．
①迅速な情報共有を可能にする．
②チーム医療を推進する．
③業務の標準化を推進する．
④業務の効率化に有効である．
⑤患者の安全確保と医療の質の向上に役立つ．

KPh Ⅱ-5-2 システムの改善を要求する場合には，以下の点に留意しなければならない．
①要望は，システムの有用性を高めるか．
②要望は，影響範囲（他部門・他職種への業務上の影響）を考慮しているか．
③制度的制約，技術的制約および予算的制約のもとで，必ずしも要望が満たされないことを理解しているか．

病院情報システムの利用者心得
解説書

> **総合目標**
>
> 病院情報システムの一般利用者が知っておくべきことを再確認する

　日常の診療，および病院運営管理業務の電子化が進んでいる．
　医師，看護師をはじめとする各種医療専門職，および医療事務職など病院情報システムの利用者は，すべて，情報倫理についての共通理解のもとに，安全かつ適正にシステムを操作し，チーム医療を推進することが求められる．
　「病院情報システムの利用者心得」は，2つの到達目標，すなわち，病院情報システムの基盤となる医療情報の取り扱い，および適正なシステム操作についての基本的な考え方，すなわち「到達目標Ⅰ　患者との良好なパートナーシップを形成するために，多職種からなるチームの一員として，診療情報を適正に扱える」，および，「到達目標Ⅱ　病院情報システムの安全性と有用性を高めるために，システムを適正に扱える」からなっている．それぞれ到達目標Ⅰは，実践目標1〜3に，到達目標Ⅱは，実践目標1〜5に分かれ，さらに48のKey Phrases（KPh）からなっている．
　この「病院情報システムの利用者心得解説書」は，医療情報技師および上級医療情報技師が，病院情報システム利用者向け教育・研修プログラムの資料として活用されるとともに，院内各部署に配置され活用されることを目的に作成した．

到達目標 I

患者との良好なパートナーシップを形成するために，多職種からなるチームの一員として，診療情報を適正に扱える

医療は患者と医療従事者との信頼関係で成り立つ．ここでは，良質なチーム医療を提供できるように，患者の立場に立って診療情報を正しく取り扱うという視点から，チーム医療を推進するうえでの情報の取り扱い要件を再確認する．

実践 I -1　患者の権利に配慮した診療情報の取り扱いをする

　医療・介護における個人情報保護の原則を理解し，患者の秘密を守り，診療に関する情報を患者との間で共有するとともに，患者が自己情報をコントロールする権利を保障しなければならない．

　＜患者などの秘密を守る＞
　＜患者などの自己情報の閲覧と訂正を求める権利を保障する＞
　＜患者などの自己情報をコントロールする権利を保障する＞

実践 I -2　患者の安全を確保するために，患者と協力して，正確な情報収集に努めるとともに，有害事象が起こらないよう情報の流れを共有する

　患者確認，指示，指示受け，実施，および事後観察の各段階において，患者の協力を得ながら情報収集を行うとともに，多職種間で的確な伝達と活用を行わなければならない．インシデントが発生した場合には，適切な情報収集に努め，有害事象に発展しないように情報共有をしなければならない．

　＜患者の安全確保の対策＞

実践 I -3　診療記録を適正に作成し，活用できる

　診療記録作成の目的には，診療のための一次利用とその評価のための二次利用があることを理解し，運用管理の原則に従って正しく記載し活用する．

　＜診療記録の質保証＞
　＜診療記録の適正な運用＞
　＜診療記録の適切な活用＞

患者などの秘密を守る

KPh I-1-1

患者基本情報［ID（患者番号），氏名，性別，生年月日，住所など］および診療情報を，第三者に漏らしてはならない

解説

- 病院情報システムの基盤となる医療情報には，医療に関わるすべての情報（診療，教育，研究，施設管理，および経営管理など）が含まれる．

- 診療情報とは，患者に対する医療および事務業務に関わる情報である．

- 患者基本情報および診療情報（以下，患者の個人情報）を取り扱うことができるのは，その患者の医療および事務業務に関わる者である．

- 第三者とは，その患者に対する医療および事務業務に携わらない者をいう（家族，保険会社の職員，職場の上司，学校の教師などが第三者として挙げられる）．

- 患者本人の同意なしに患者の個人情報を第三者に提供してはならない（例外として，代諾者の同意がある場合，裁判所の命令・法的根拠に基づく場合，地域がん登録などがある）．

- 第三者からの情報の問い合わせに対しては，それぞれの医療機関で取り決めた規程などに従う（医療機関は，法やガイドラインに則った規程などを作成しなければならない）．

- 患者の個人情報をその患者の診療や診療報酬請求に利用することを「一次利用」と呼ぶ．

- 患者の個人情報の「一次利用」にあたっては，次の事柄に留意する．
  - 患者の個人情報が記載された書類の日常管理，搬送受け渡し，および廃棄などは，それぞれの医療機関が定める規程などに従って行う．
  - 患者の個人情報が記録された書類が，第三者に見られないようにする．
  - 搬送や受け渡しの際に，適切な送付先かどうか，内容が秘匿されているか確認が必

要である．
- 廃棄の際に，個人情報が削除されたことの確認が必要である（☞ KPh I -1-4 参照）．

● 過失（たとえば，書類の置き忘れ，不用意および不適当な会話など）により**漏えい**することがあることを認識すべきである．

● これらの**守秘義務**は，就業期間中はもとより，**離職後および退職後も負う**（委託業者，実習学生にも適用される）．

> **KeyWords**
> 患者基本情報，診療情報，患者の個人情報，第三者提供，一次利用，内容の秘匿，情報漏えい，守秘義務，離職後の義務，退職後の義務

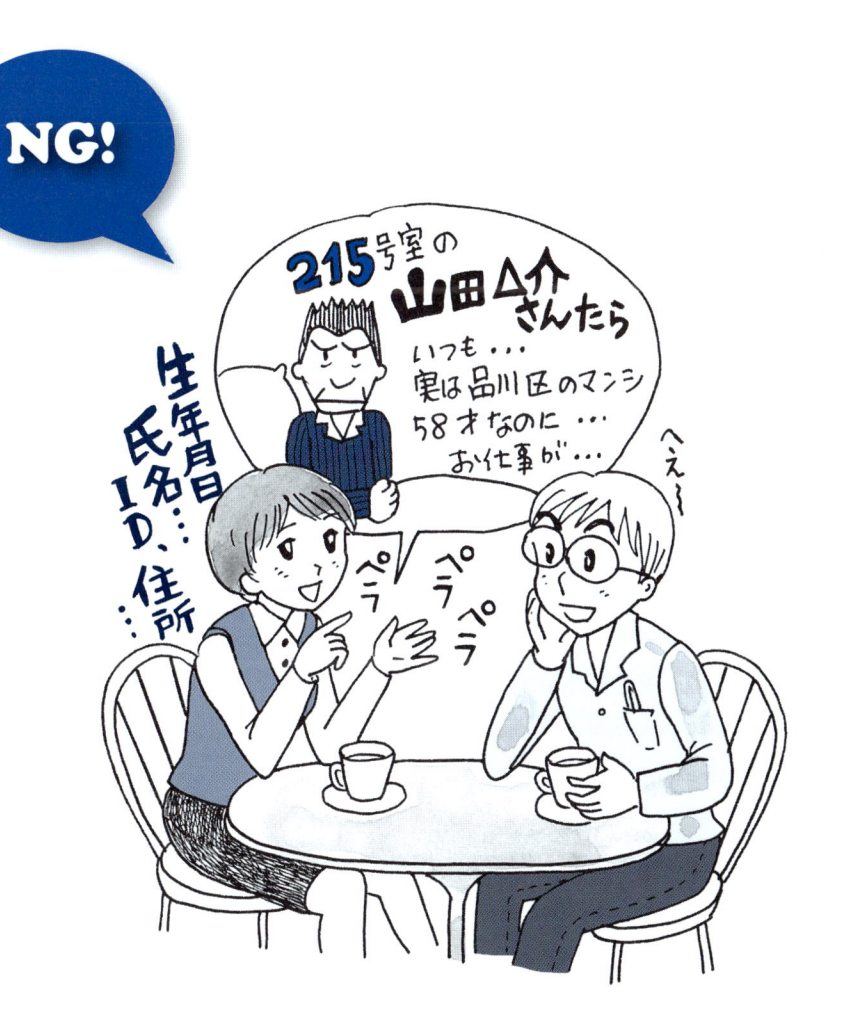

患者などの秘密を守る

KPh I-1-2

学会，研究会などで症例や事例を発表する場合は，匿名化しなければならない

解 説

- 学会，研究会，教育，院内がん登録など社会的サーベイランス，施設管理，および病院経営指標の作成などで情報を利用することを「二次利用」と呼ぶ．

- 二次利用に際しては，匿名化に努めなければならない．

- 匿名化とは，発表する内容から，個人が容易に類推または特定できないようにすることをいう．

- 発表に際しては，「誰に対して」，「どのような形式で」発表するかを十分に吟味する．

- まれな症例や事例では，完全な匿名化は困難であることを認識し，取り扱いを慎重に行う（その場合，必要に応じて，本人などの同意を得る）．

- 高齢者，乳幼児，および精神的な障害者などで，自分で判断ができない場合は，家族など，代諾者の同意を得るとともに，その旨を記録に残す．

- 顔がわかる写真では，目の部分のマスキングにより匿名化されると考えられる．

- 眼科の症例など眼窩部を出さなければならない場合は，逆に顔の部分をマスキングするなどの工夫が必要である．

KeyWords
学会発表，二次利用，匿名化，本人などの同意，家族などの同意，代諾者の同意，マスキング

解説書 到達目標Ⅰ 実践Ⅰ・1

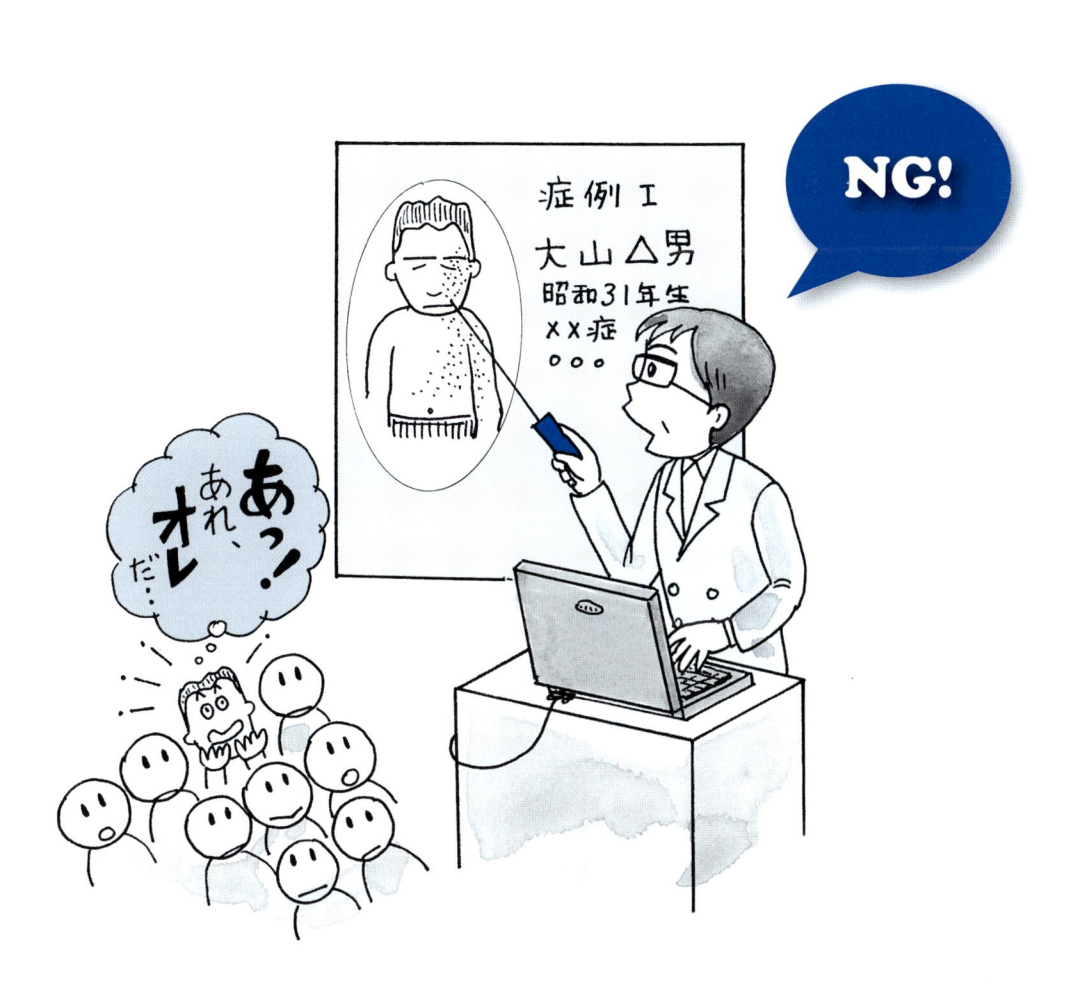

患者などの秘密を守る

KPh I-1-3
死亡した患者の情報も，生存する患者と同様に取り扱わなければならない

解説

- 個人情報の保護に関する法律（以下，個人情報保護法）などでは，生存している個人について規定されている．

- しかし医療分野においては，患者が死亡した後においても，生存者と同様に扱う．

- ただし，遺族から照会があった場合には，患者の生前の意思，名誉などを十分に尊重しつつ取り扱う配慮が求められる．

    参考：「医療・介護関係事業者における個人情報の適切な取扱いのためのガイドライン」
    ：「診療情報の提供等に関する指針」（9．遺族に対する診療情報の提供）

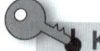

KeyWords
死亡した患者の情報，生存する患者，遺族からの照会，生前の意思，名誉の尊重

解説書 到達目標Ⅰ 実践Ⅰ-1

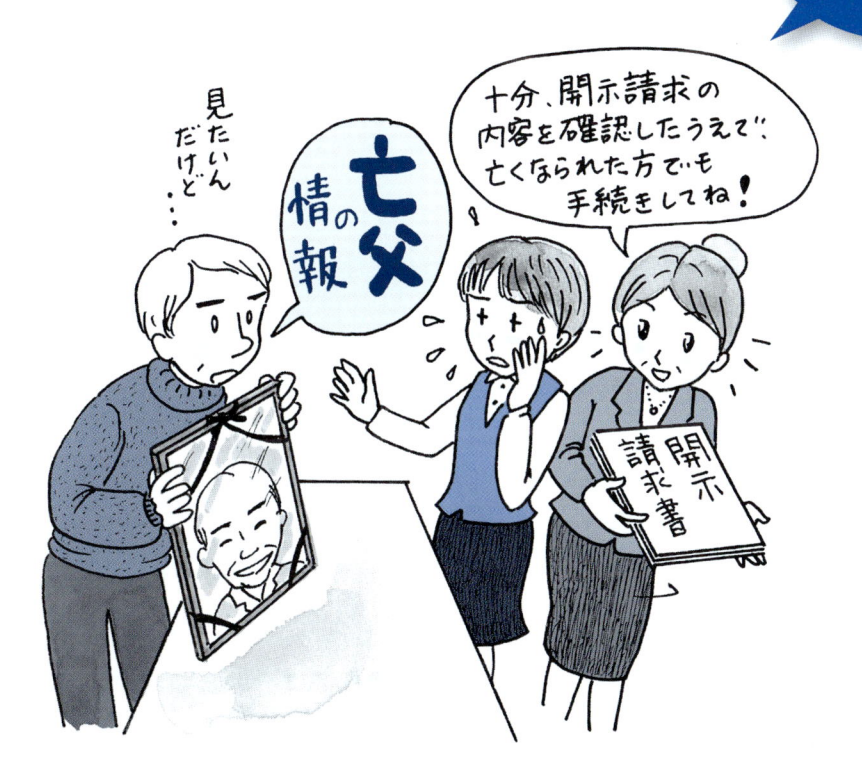

患者などの秘密を守る

KPh I-1-4
個人情報が含まれている媒体を廃棄する場合は，復元不可能な状態に処理しなければならない

解　説

- 個人情報が含まれている可能性のある媒体として，電子媒体（磁気ディスク，CD/DVD，USBメモリなど）のほか，紙媒体やフィルムなどの**直接判読可能**なアナログ情報が格納されたものがある．

- 紙媒体には，正規の記録のほか，付箋，タグなどにメモされたものや下書き，ワークシート，およびミスプリントした印刷物などが含まれる．

- 廃棄にあたっては，個人情報が「含まれるもの」と「含まれないもの」に分別し，それぞれに応じた処理を行う．

- 「容易に個人が類推できる」情報を含む媒体を廃棄する際には，次のことに注意する．
  - それぞれの医療機関が定めるルールに従った廃棄（院内での分別または処分，廃棄物処理業者などへの委託など）を行う．
  - 廃棄の記録を残す．
  - 媒体に含まれる情報が廃棄後に復元できないように処理を行う．

- 廃棄した媒体の情報が，第三者によって**復元されてしまうリスク**は，媒体の種類や状態によって異なる．**個人情報漏えいのリスク**を低減するために，おおむね，下記のように処理する．
  - 紙，フィルムなどの，直接判読可能なものである場合には，**物理的な破壊処理**（裁断，溶融など）を行った後に廃棄する．
  - 電子媒体である場合には，「専用の**削除ツール**」を使って媒体の内容を**完全に削除**した後に廃棄する（「ゴミ箱」など，通常の削除では，情報は完全には消えない）．
  - 上記の削除ツールが使えない場合（たとえば，コンピュータの電源が入らない場合，媒体の読み取り装置が入手できない場合など）は，媒体自体を物理的に破壊した後に廃棄する（たとえば，磁気ディスクに穴をあける，CD/DVDやSDカードを裁断

する，USB メモリを粉砕するなど）．

● 暗号化された情報であっても上記の手順を踏む．

● **廃棄物処理業者に委託**する場合は，上記の**復元リスク**を回避する手順が確実になされることを契約時に確認する．また，そのつど実施報告を受けて，確実に処理が行われたことを確認する必要があることを一般利用者も認識しておく．

> **KeyWords**
> 個人情報を含む媒体の廃棄，復元不可能な状態，個人情報漏えいのリスク，物理的破壊，完全な削除，直接判読可能な情報，削除ツール，廃棄物処理業者への委託，復元リスク

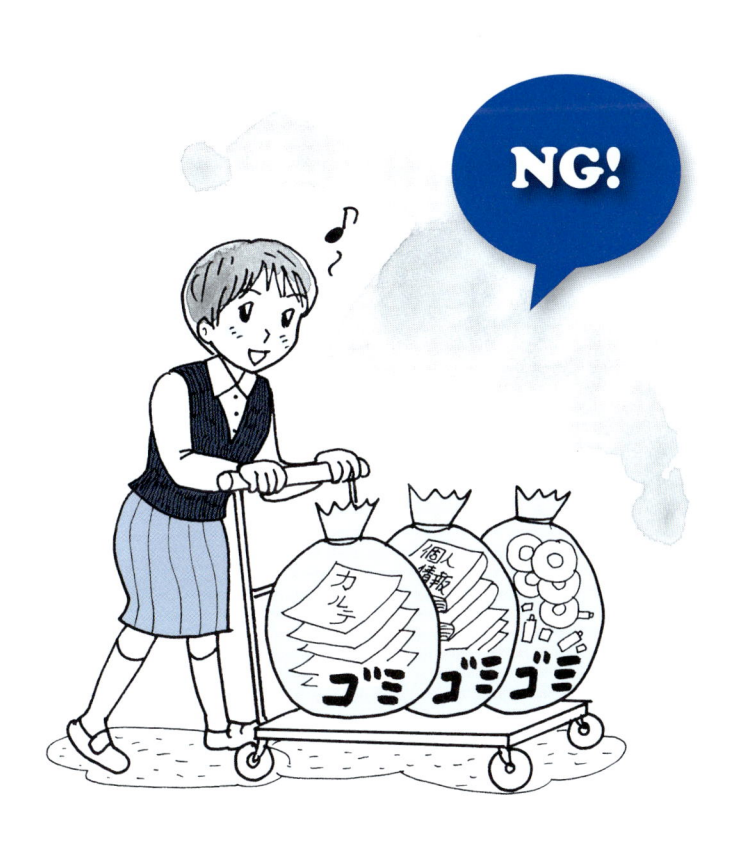

実践 I-1　患者の権利に配慮した診療情報の取り扱いをする

> 患者などの自己情報の閲覧と訂正を求める権利を保障する

KPh I-1-5

患者本人から診療情報の閲覧の求めがあった場合は，開示義務があることを知っていなければならない

解　説

- 本人の**情報の閲覧**を請求された際には，遅滞なく**開示**しなければならない．

- 開示にあたっては医療機関が定める**請求手続き**を経る必要がある．

- 具体的な例として，診療記録や診療報酬明細書の控えなどの開示がある．

- 法定**代理人**，および委任状を取得した代理人は開示の請求ができる．

- 開示すべきか否かの判断ができない場合は，個人情報保護関連委員会などで協議する．

- なお，次に該当する場合は**開示しないことがある**．
    - 本人または第三者の生命，身体，財産その他の権利利益を害するおそれがある場合
    - 医療業務の適正な実施に，著しい支障を及ぼすおそれがある場合
    - 他の法令に違反することとなる場合

- 何を開示したかを記録に残す（**開示しなかった場合**も，同様に**記録**する）．

　　参考：個人情報保護法第 25 条，29 条
　　　　：個人情報の保護に関する法律施行令第 8 条

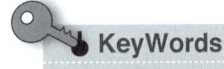

KeyWords

情報開示請求権，情報閲覧，情報開示，請求手続き，代理人，開示義務の例外，不開示の記録

解説書　到達目標Ⅰ　実践Ⅰ-1

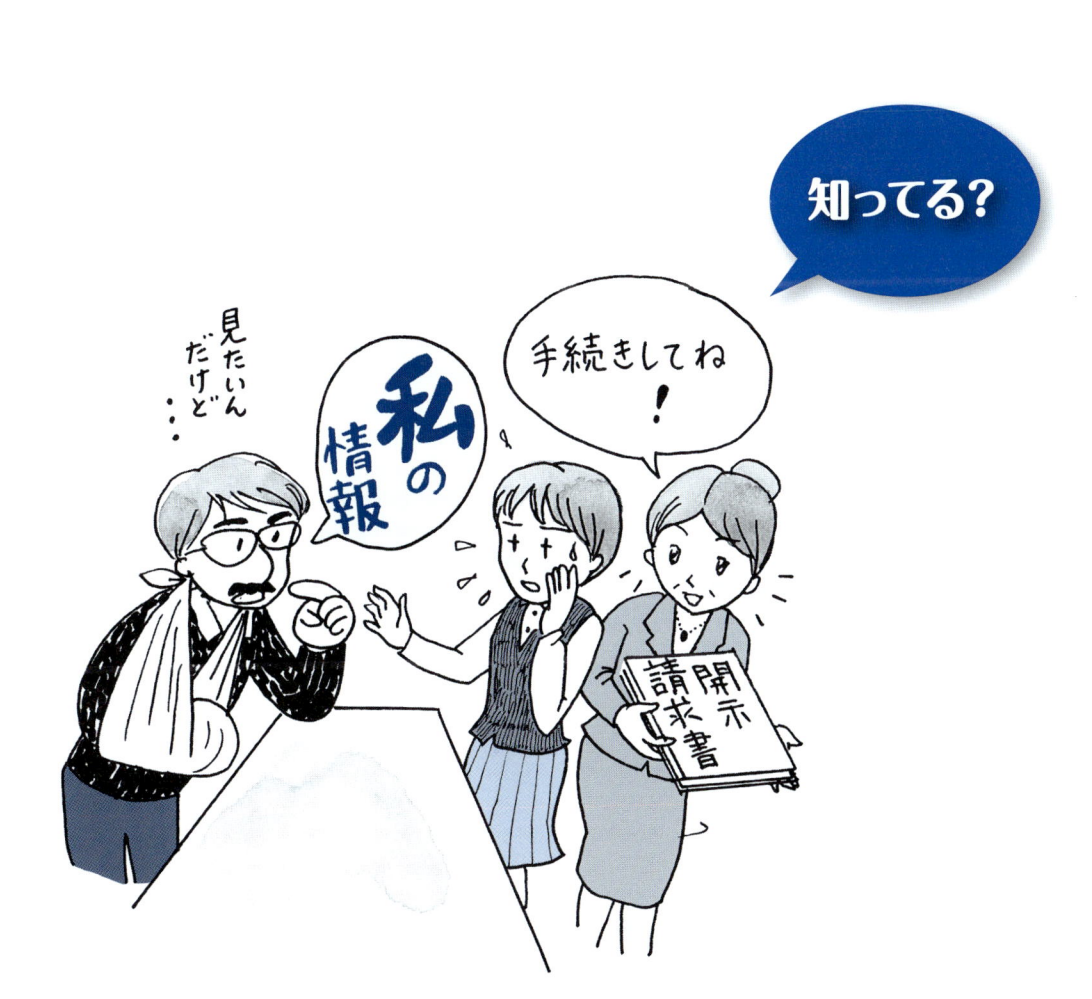

実践 I -1　患者の権利に配慮した診療情報の取り扱いをする

> 患者などの自己情報の閲覧と訂正を求める権利を保障する

KPh I -1-6

患者が自らの情報の誤りを指摘した場合は，確認して訂正しなければならない

解　説

- 診療情報は事実に基づく正しい記録としなければならない．

- 患者が自らの情報を閲覧するなどして誤りを発見した場合や，医療従事者が誤りを発見して指摘した場合は，内容を確認して訂正しなければならない．

- 客観的事実を訂正してはいけない．
    例）検査値や感染情報などについて，患者の要求であっても訂正してはならない．

- 訂正しない場合は，理由を付して，その旨を本人に通知するよう努めなければならない（対応ができない場合は，その理由を診療記録などに残す）．

    参考：個人情報保護法第 26 条，28 条

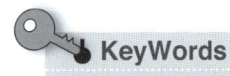

KeyWords

患者の自己情報，誤り訂正請求，指摘確認，客観的事実，訂正しない場合，本人への通知

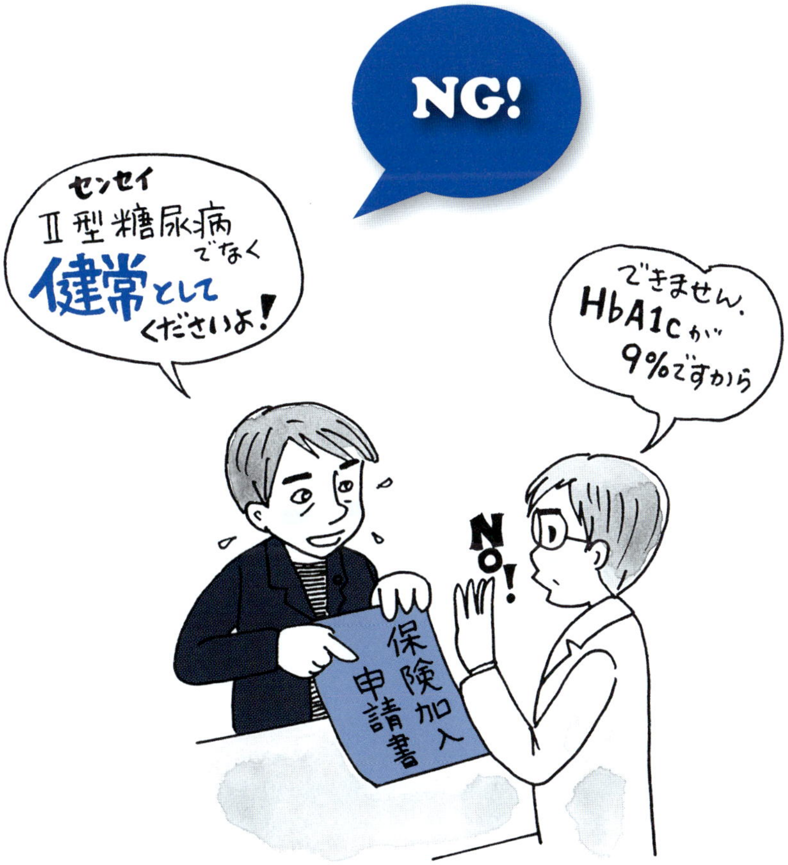
NG!
センセイ
II型糖尿病でなく
健常としてくださいよ!
できません.
HbA1cが
9%ですから
NO!
保険加入
申請書

患者などの自己情報をコントロールする権利を保障する

KPh I-1-7

患者から同意を得た目的以外に情報を利用してはならない．さらにその同意が患者の自由意思によって撤回ができることを知っていなければならない

解説

- 医療機関は，患者から個人情報の提供を受ける場合の利用目的を定めた規程を作成している．

- 情報を収集する前には，原則として，利用目的を提示し，本人の同意を得る必要がある．

- 取得した個人情報の利用は，提示した目的の範囲内で行わなければならない．

- 新たな利用目的が発生した場合（目的外利用）は，原則として，利用開始前に目的を提示し，本人の同意を得なければならない．

- 同意が得られない場合は，患者の意向に従う．

- 患者が，一旦同意した目的や事項であっても，患者にはその一部または全部を撤回する権利が保障されている．

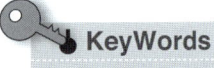

KeyWords
自己情報コントロール権，情報収集，利用目的，目的外利用，本人の同意，同意の撤回

解説書 到達目標Ⅰ 実践Ⅰ-1

知ってる?

同意は患者の自由意思で撤回できる!

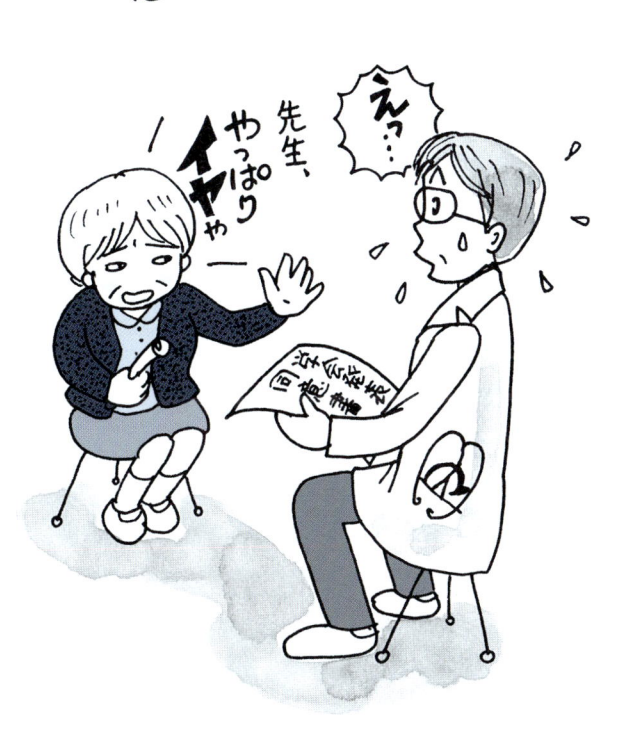

実践 I-2　患者の安全を確保するために，患者と協力して，正確な情報収集に努めるとともに，有害事象が起こらないよう情報の流れを共有する

患者の安全確保の対策

🔑 KPh I-2-1

患者から氏名，連絡先，既往歴などの必要事項を正しく聴取し，所定欄に正確に記録しなければならない

解　説

- 既往歴，**アレルギー情報**，**感染症などの情報**は，院内のルールに従い，**所定の欄に正確に記録**する．

- 定期的な**被保険者証**の確認などに併せて，住所や氏名などの**変更の有無**を確認しなければならない（**患者基本情報**に変更がある場合は，院内のルールに従って速やかに変更する）．

🔑 **KeyWords**
アレルギー情報，感染症情報，所定欄への記録，被保険者証，変更の有無，患者基本情報

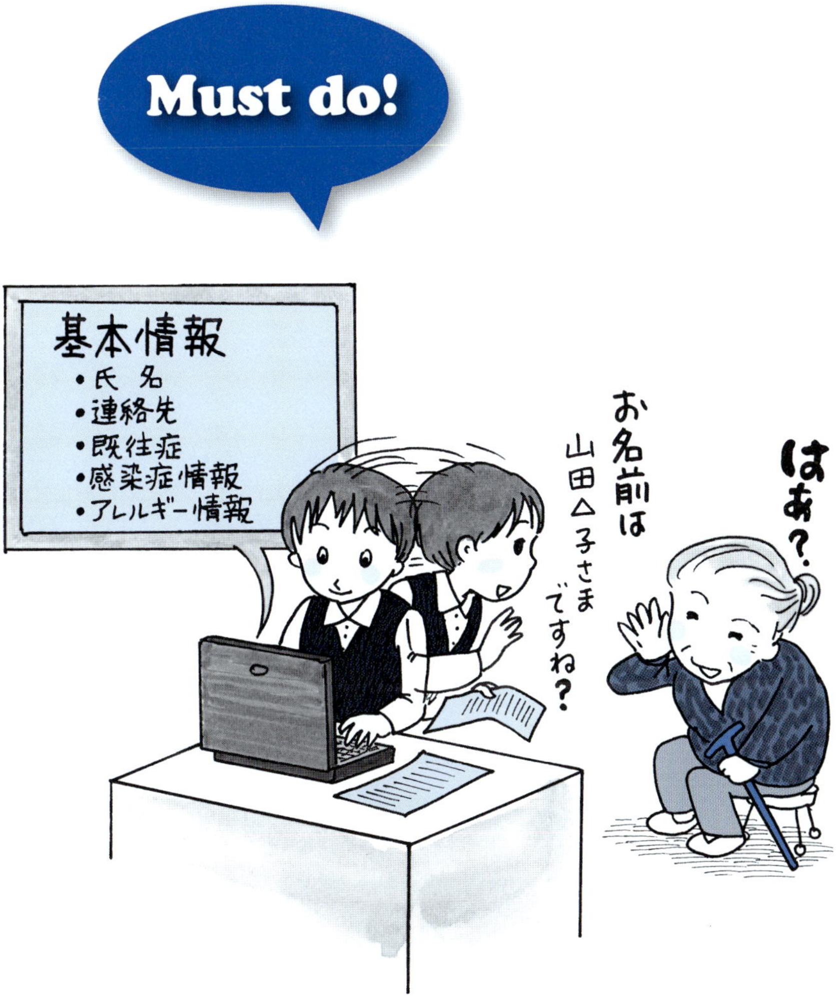
Must do!
基本情報
•氏 名
•連絡先
•既往症
•感染症情報
•アレルギー情報
お名前は
山田△子さま
ですね？
はあ？

患者の安全確保の対策

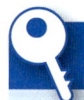

KPh I-2-2

医療行為の実施においては，患者確認，指示確認，観察を行い，結果を正確に記録しなければならない

解説

- 診察や記録を始めるときは，患者と「開いている診療録」の氏名などの基本情報が一致していることを必ず確認し，**患者誤認防止**に努める（外来では，診察前に患者に**自ら名乗**ってもらう．入院の場合は**医療行為**の実施前に**リストバンドなどで確認**する）．

- 医療行為を行う際は，行為の実施中・実施後に患者の状態を**観察**し，その結果を**実施確認**として遅滞なく記録する（特に，手術や侵襲性の高い検査，抗がん剤の投与および輸血などを実施する際には，それぞれの行為の実施者，**開始・終了時刻**，および所見を記録する）．

- 記録がない場合は，観察や確認を怠ったものとみなされる．

KeyWords
医療行為，患者誤認防止，患者の名乗り，リストバンド確認，観察所見，実施確認，開始・終了時刻

解説書　到達目標Ⅰ　実践Ⅰ・2

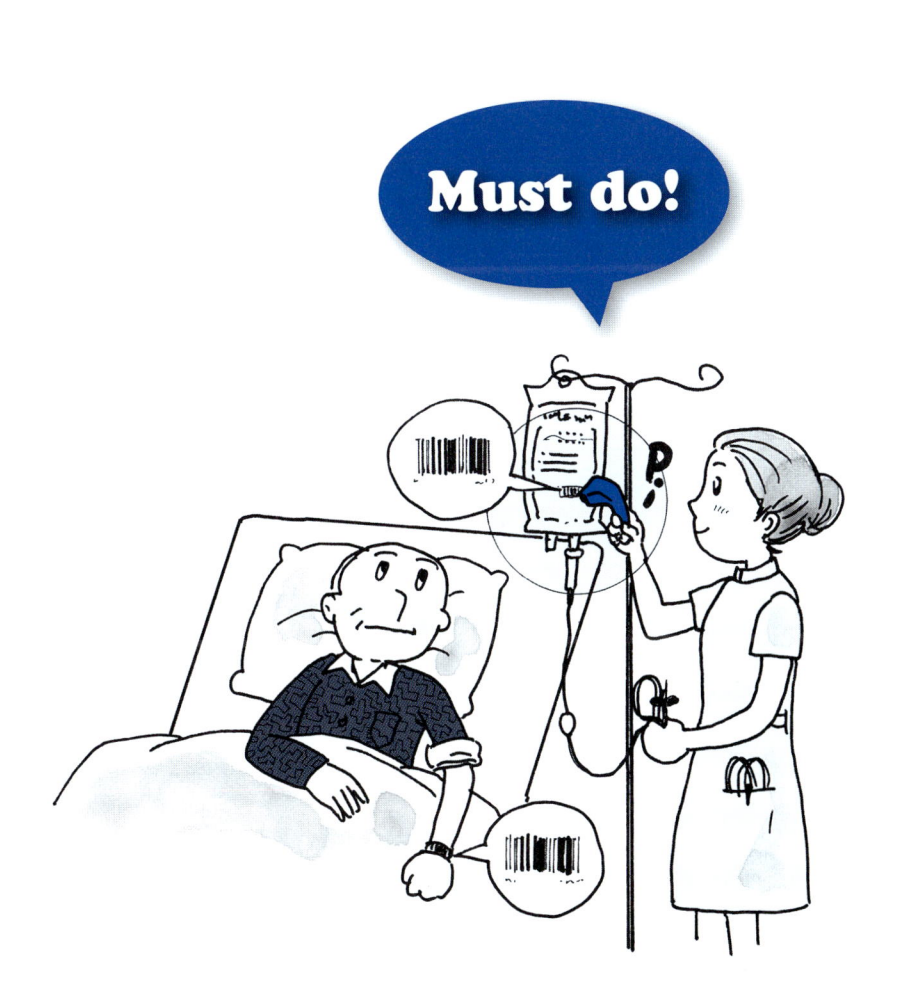

Must do!

患者の安全確保の対策

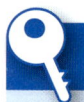

KPh I-2-3

口頭指示は，原則として行ってはならない．やむを得ない場合は，各病院のルールに従わなければならない

解説

- 口頭指示は，指示内容を書面や画面で確認することができず，薬剤名や用量・用法などを間違える原因となるので，原則として行わない．

- やむを得ず，口頭指示により医療行為を行う場合，指示を受けた者は，その内容を復唱し，
  - 指示をした医師名，指示を受けた者（誰が）
  - 指示受けした時刻（いつ受けたか）
  - そのときの患者状態［なぜ（発熱や疼痛など）］
  - 指示の内容［何を，いつすべきか（実施すべき時刻），どうするか，など］

  を指示受け簿や，経過記録などに記載しなければならない．

- 医師は，可及的速やかに事後承認する．

KeyWords

口頭指示，指示受け，復唱，指示受け者，実施時刻，実施内容，内容の記録，実施記録，事後承認

解説書 到達目標Ⅰ 実践Ⅰ-2

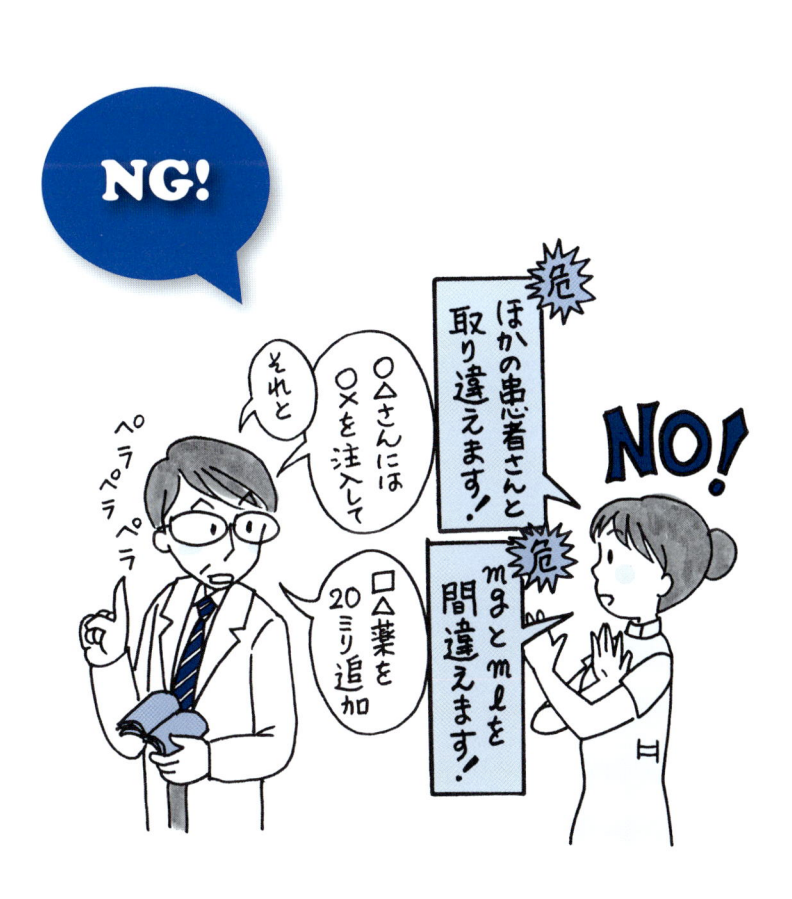

実践 I-2　患者の安全を確保するために，患者と協力して，正確な情報収集に努めるとともに，有害事象が起こらないよう情報の流れを共有する

患者の安全確保の対策

🔑 KPh I-2-4

院外から提供された診療情報は，患者同定を行ったうえで，必要な情報を正確に保存しなければならない

解　説

- **院外から提供された診療情報**が，当該患者のものであることを確認する（同姓同名に注意し，生年月日，性別などを併せて確認する）．

- 診断・治療の根拠となった情報のうち，他の医療機関などから提供されたものは，**提供元の医療機関名**，および検査・治療などを**実施した日時**を正確に取り込む．

KeyWords
院外からの情報提供，患者同定，提供元の医療機関名，実施日時

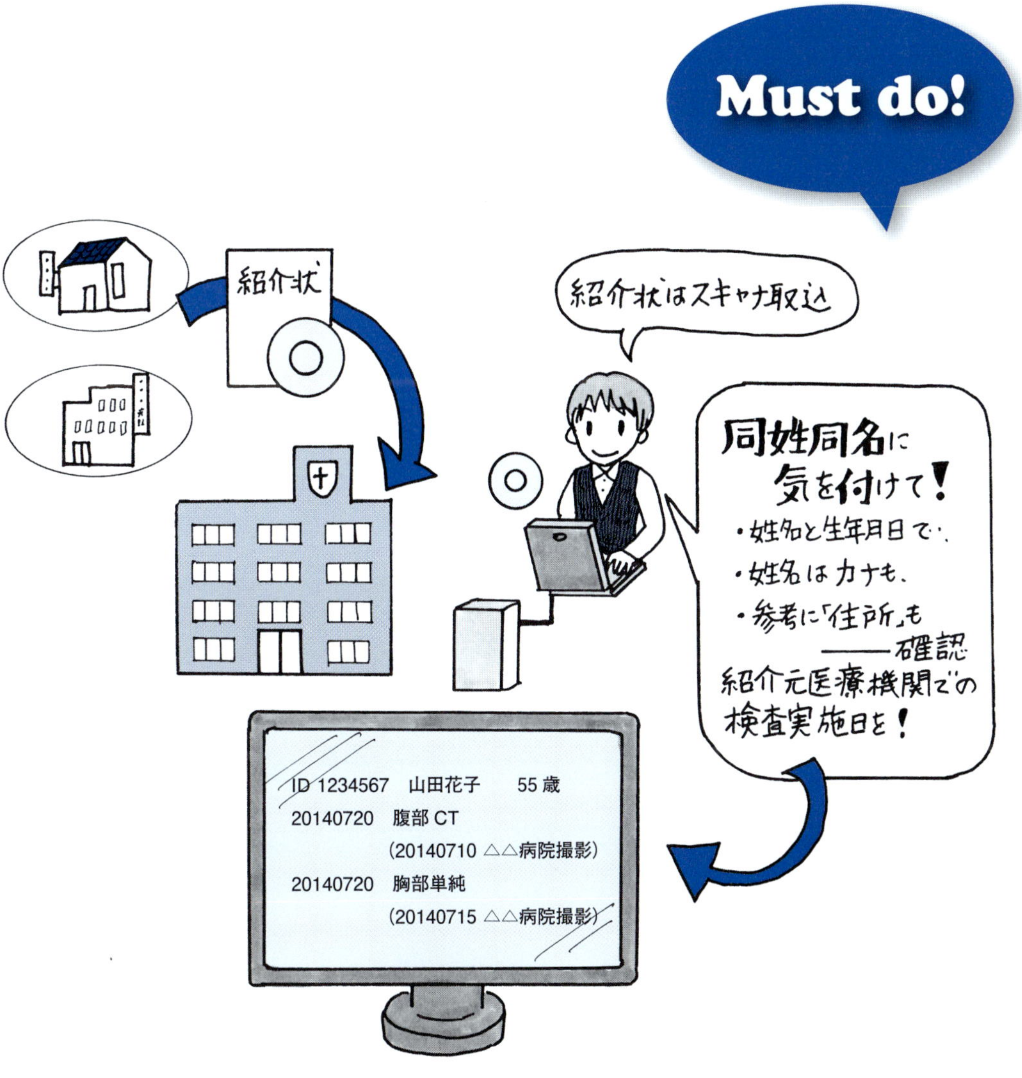
Must do!
紹介状
紹介状はスキャナ取込
同姓同名に
気を付けて!
・姓名と生年月日で、
・姓名はカナも、
・参考に「住所」も
――確認
紹介元医療機関での
検査実施日を!
ID 1234567　山田花子　55 歳
20140720　腹部 CT
(20140710 △△病院撮影)
20140720　胸部単純
(20140715 △△病院撮影)

患者の安全確保の対策

KPh I-2-5
インフォームドコンセントにおける記録を，適切に保存しなければならない

解説

- **インフォームドコンセント**は，
  - 医療専門職からの診断と治療の「十分な説明」と
  - 患者側の「理解」と「納得」に基づく「同意および選択の意思表示」

  の2つのプロセスからなる．

- 記録にあたっては，定められた様式（説明書，同意書）に記録しなければならない．

- 説明の内容だけでなく，患者からの質問や反応，理解度についても記録する．

- 説明内容の理解はしているが，納得していない場合はその旨記録する．

- コミュニケーションが困難な患者には，それぞれのケースに応じて対応しなければならない（救急医療などで意識障害がある場合，小児，認知症高齢者，精神疾患患者，および，日本語の理解が困難な場合）．

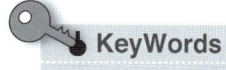

> **KeyWords**
> インフォームドコンセント，十分な説明，理解，納得，同意，意思表示，患者の反応の記録，説明書，同意書，コミュニケーションが困難な患者

解説書 到達目標Ⅰ 実践Ⅰ-2

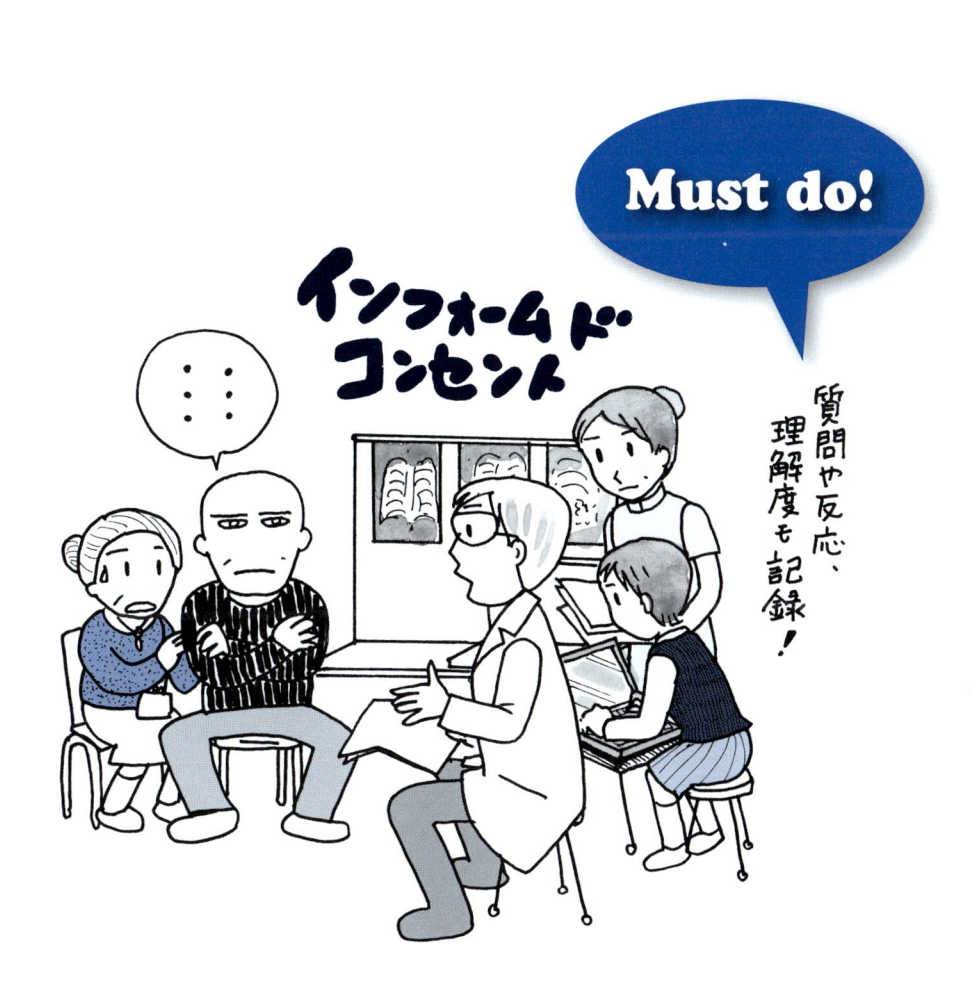

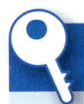

実践 I-2　患者の安全を確保するために，患者と協力して，正確な情報収集に努めるとともに，有害事象が起こらないよう情報の流れを共有する

患者の安全確保の対策

KPh I-2-6

インシデントの発生時には，所定内容を正確に記録するとともに，迅速に報告しなければならない

解説

- **インシデント**（**アクシデント**を含む）が生じた際は，速やかに事実を診療記録および**インシデントレポート**に記載するとともに，**リスクマネジャー**に報告する．

- インシデントレポートには，
  - 事例の内容（何が起こったか）
  - 発生時の状況（いつ起こったか）
  - 背景，および経過（どこで，どのように起こったか）

  を示し，今後の発生を防止するために，
  - **原因分析**（なぜ起こったか）
  - **改善検討**（どうすれば防止できるか）

  に役立つ内容を記載する．

- インシデントの例には，
  - 転倒時などの傷害の発生
  - 傷害が発生する可能性があった場合（ヒヤリハット）
  - 医療従事者が自ら起こした誤り（患者誤認，伝達ミスなど）
  - 患者や家族からの苦情（医療行為に関わるもの）

  などがある．

KeyWords
インシデント，アクシデント，インシデントレポート，リスクマネジャー，原因分析，改善検討

解説書 到達目標Ⅰ 実践Ⅰ-2

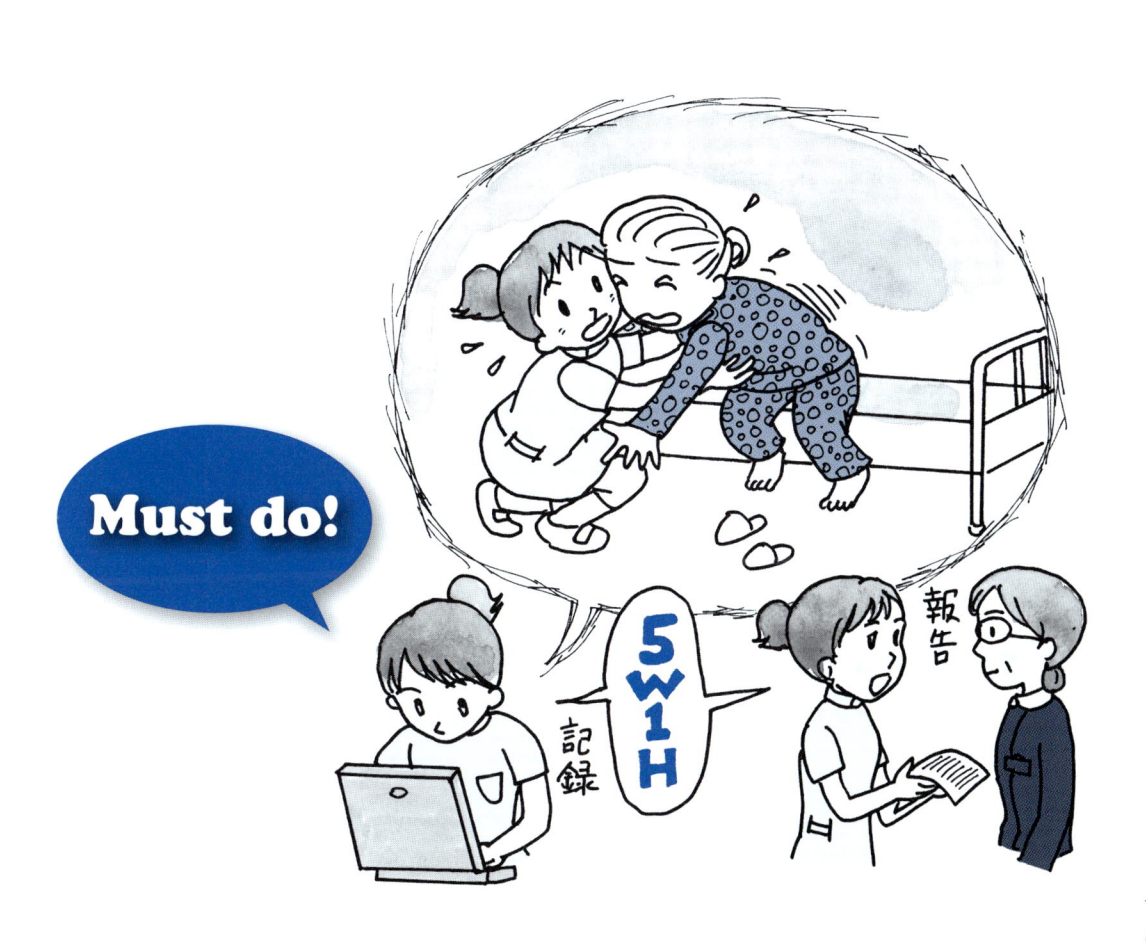

診療記録の質保証

> **KPh I-3-1**
>
> 診療記録を作成する際には，客観的事実を記載しなければならない
> ①イベント発生時刻を正しく記載する（記載時刻とは異なることを認識する）
> ②時系列に一連の事象を箇条書きするなどして，簡潔にまとめる
> ③アセスメントに「推測」「推察」を記載するときは，「推測」「推察」であることがわかるように記載する

解 説

- **診療記録**とは，医師が作成する**診療録**，処方せん，手術記録，患者サマリ，紹介状などに加え，看護記録，服薬指導記録，栄養指導記録，リハビリテーション記録など，診療の過程で多職種により作成された種々の記録をいう．

- 診療記録は「**時系列**」に記録する．

- 後日，記録を参照する者が，診療の経過を正確にたどれるように，「イベントの発生順」に記録する．

- **イベント発生時刻**とは，「事象」が発生したり，種々の診療行為を行ったりした時刻であり，記録の**記載時刻**とは必ずしも一致しない．

- 診療記録は，裁判では証拠として採用されるものである．

- 重要な事実の「**記載漏れ**」があれば，「いつ記載漏れを修正したか」を明確にして，追記しなければならない．

- 事実とは異なる内容の記載があれば，正しい内容に**修正**し，時刻・修正者を記録しなければならない（**修正履歴**を残す）．

- 事実と異なる追記，削除，および変更は，改ざんとみなされる．

- 改ざんとみなされないように，追記や修正を行った「理由」を記載しなければならない．

- 「記録がない」ということは，事実や行為がないとみなされる．

- 「推測」「推察」を記載する場合には，記録を参照する者が「事実」の記載と混同しないように，「〜と思われる」，「〜と考えられる」などと記載する．

> **KeyWords**
> 診療記録，診療録，記載のプロセス，時系列性，イベント発生時刻，記載時刻，修正履歴，記載漏れの修正方法，事実と異なる追記，事実と異なる削除，事実と異なる変更，改ざん，記録がない，事実がない，行為がない，推測・推察の記載法

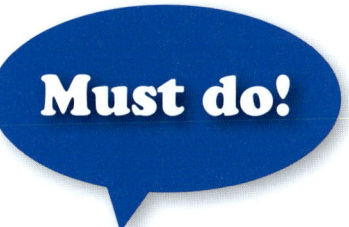

Must do!

診療記録を作るときには **客観的事実を記録！**

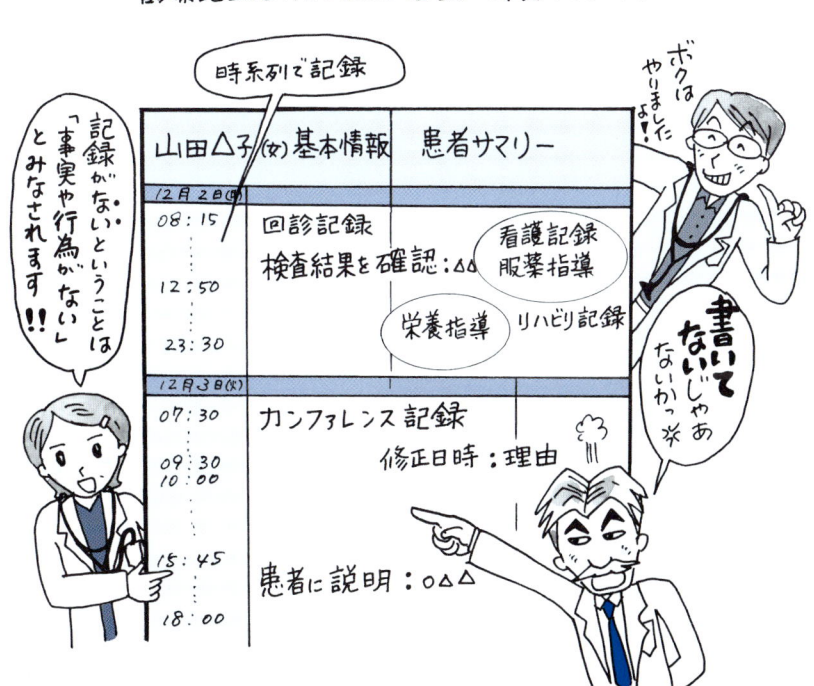

41

実践 I-3　診療記録を適正に作成し, 活用できる

診療記録の適正な運用

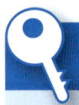

KPh I-3-2

診療記録は正しく運用しなければならない．そのためには，各病院が規定する「運用管理規程」などを正しく理解して，遵守しなければならない

解　説

● 病院は，診療記録の取り扱いについて，**運用管理規程**や**運用マニュアル**を定めている．利用者はその存在を必ず確認しておく．

● 利用者はこれをよく読み，理解し，規定された内容を守らなければならない．

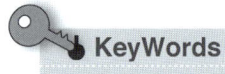

KeyWords
診療記録の適正な運用，運用管理規程，運用マニュアル

解説書 到達目標Ⅰ 実践Ⅰ-3

Must do!

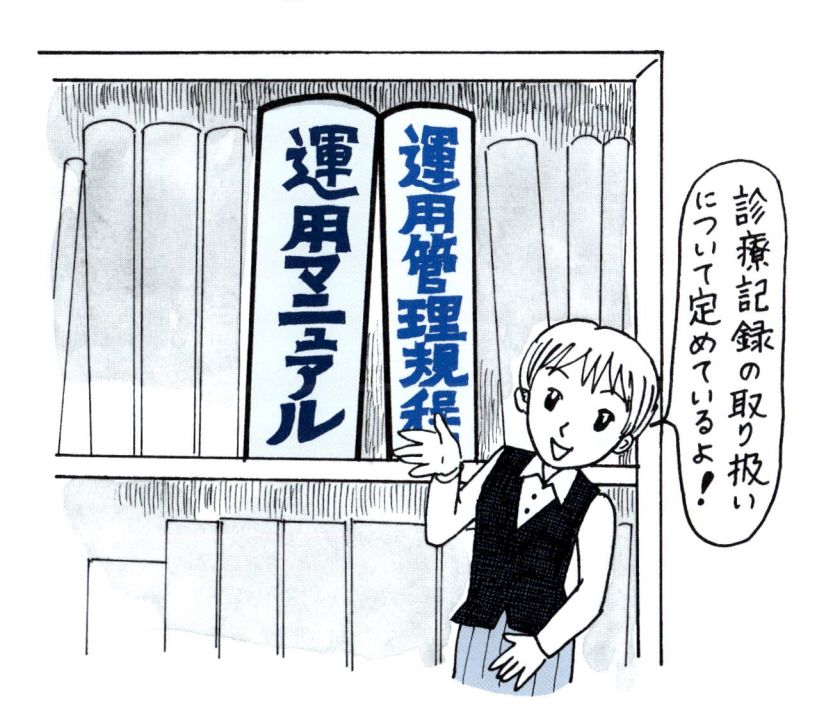

診療記録の取り扱いについて定めているよ！

運用マニュアル
運用管理規程

診療記録の適切な活用

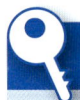

KPh I-3-3

診療記録は，病院機能や診療実績（クリニカルインディケータ）など，客観的な分析と評価に活用されることを理解しなければならない

解説

- **クリニカルインディケータ**とは，「**医療の質に関する評価指標**」であり，**病院機能**や**診療実績**を数値化し，分析・比較可能にする種々の**臨床指標**の総称をいう．

- 感染管理，医療安全管理，病院管理，および地域医療連携などの基礎資料として活用するため，情報の精緻化に「**当事者**」として協力する．

- **患者の病院選択**に活かすという視点（患者の予後，患者満足度など），病院の診療の質の向上につなげる視点（平均在院日数，治療成績，合併症の発生率など）から**診療情報の活用**を図る．

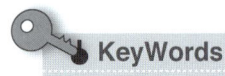

KeyWords
病院機能，診療実績，クリニカルインディケータ，臨床指標，医療の質に関する評価指標，当事者としての役割，患者の病院選択，診療情報の活用

解説書 到達目標 Ⅰ 実践 Ⅰ-3

知ってる？

診療記録は
クリニカルインディケータ
(医療の質に関する評価
指標)に使われるよ

手術数の比較 治療実績 患者満足度

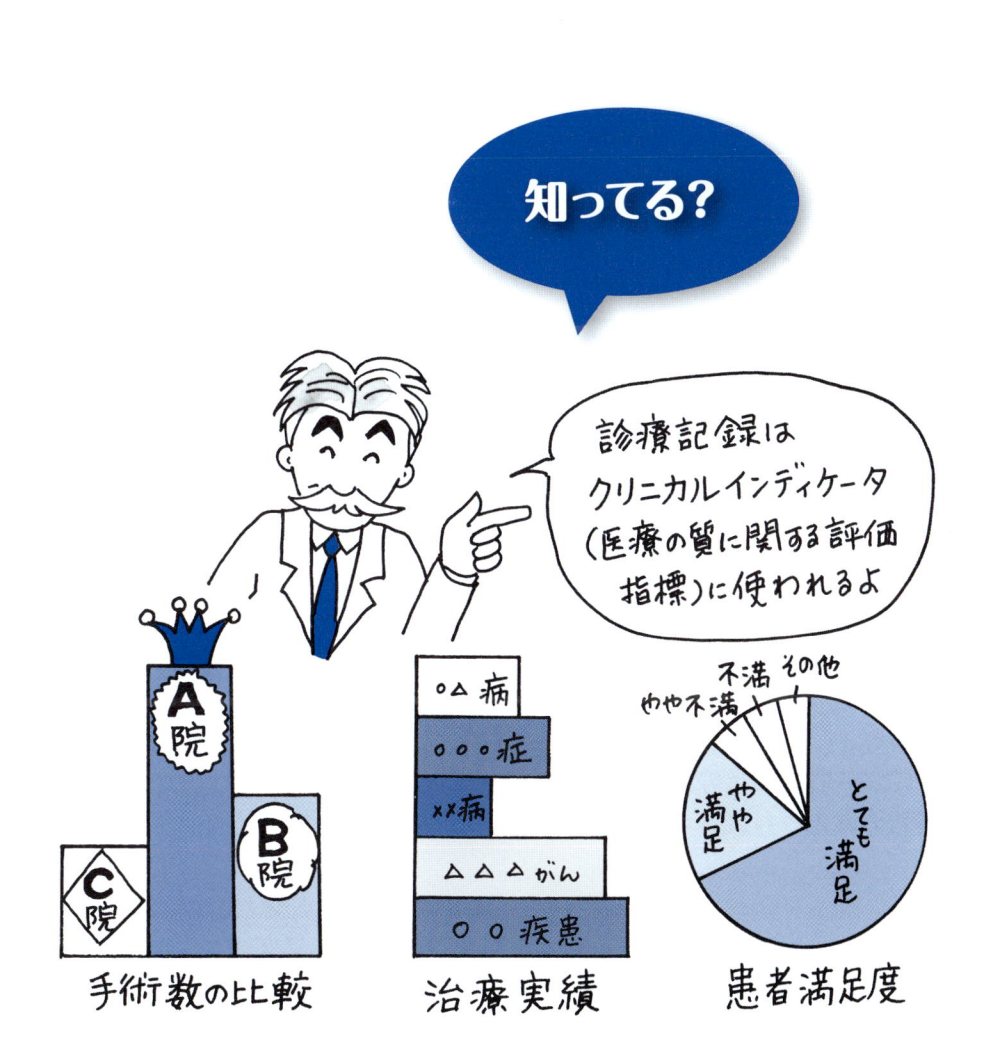

到達目標 II

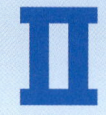

病院情報システムの安全性と有用性を高めるために，システムを適正に扱える

病院情報システムを利用するすべての者が知っておくべき基本ルールを整理し，安全かつ有効にシステムが機能する要件を確認する．

実践 II-1　病院情報システムの入出力端末を正しく操作できる

　医療チームの一員として病院情報システムを利用するにあたり，セキュリティ確保，入力ミス防止，および端末ログイン時・端末終了時の留意点などについて意識し，情報が漏えいしないように努めなければならない．さらに，必要な情報の入出力が遅滞なく行えるよう正しく操作しなければならない．

　＜端末操作にあたっての心構え＞
　＜端末アクセス・操作時の留意点＞
　＜入力ミス防止のための留意点＞
　＜業務終了時の留意点＞
　＜ウイルス感染防止の留意点＞
　＜情報の漏えい対策＞

実践Ⅱ-2　ネットワークに関する機能を知り，正しく利用できる

　病院情報システムは，多くの端末とサーバがネットワークで接続されていることを理解しなければならない．利用者がネットワークの詳細な構成を知っている必要はないが，使用方法を誤ると病院機能全体に大きな影響を及ぼすことを知っておくべきである．

　＜端末操作時の留意点＞

実践Ⅱ-3　病院情報システムのトラブル時に，正しい対応ができる

　利用者は，トラブルの発生をいち早く察知するとともに，適切に対応することにより，システムの速やかな復旧に協力しなければならない．トラブル発生中の代替運用に協力することや，トラブル復旧後に，情報の正確性を担保するよう利用者も適切に対応する必要がある．

　＜日常の備え＞
　＜トラブル発生時の対応＞
　＜システム復旧後の対応＞

実践Ⅱ-4　医療事故防止に役立つように病院情報システムを活用できる

　病院情報システムに医療事故防止機能があることを理解し，その機能を活用することが重要であることを認識しなければならない．

　＜医療事故防止のためのシステム活用＞
　＜警告表示把握時の留意点＞

実践Ⅱ-5　病院情報システムの有用性を理解し，改善すべき点を要望できる

　病院情報システムを単に利用するだけでなく，利用者の立場から病院情報システムの機能を向上させるために，よりよい利活用方法を考え，求められれば意見を述べることが望ましい．

　＜システムの有用性の理解と改善の要望＞

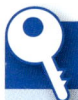

端末操作にあたっての心構え

KPh Ⅱ-1-1
「操作・運用マニュアル」を理解し，運用管理規程を遵守しなければならない

解説

- **運用管理規程**は，病院情報システムを運用・管理する際の技術面や倫理面などについて，情報システム管理者と利用者が守るべき事項を定めたものである．

- 「**操作・運用マニュアル**」は，運用管理規程に基づき，システムの操作手順や運用の注意点について，利用者向けに具体的に記載したものである．

- システム利用者は，実際の運用場面を想定しながら「操作・運用マニュアル」を理解し，実践することが必要である．

- 「操作・運用マニュアル」に従って操作することは，実務的に「運用管理規程」を遵守することにつながる．

- 「操作・運用マニュアル」に従わない操作・運用は，**病院情報システムの安全性と有用性**を損なうおそれがある．

- 第三者からの情報の問い合わせに対しては，それぞれの医療機関で取り決めた規程などに従う（医療機関は，法やガイドラインに則った規程などを作成しなければならない）．

- 運用管理規程に**違反する行為**は，**懲罰の対象**となる．

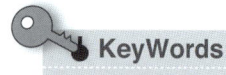

KeyWords
入出力端末の操作，運用管理規程，操作・運用マニュアル，病院情報システムの安全性と有用性，違反行為，懲罰の対象

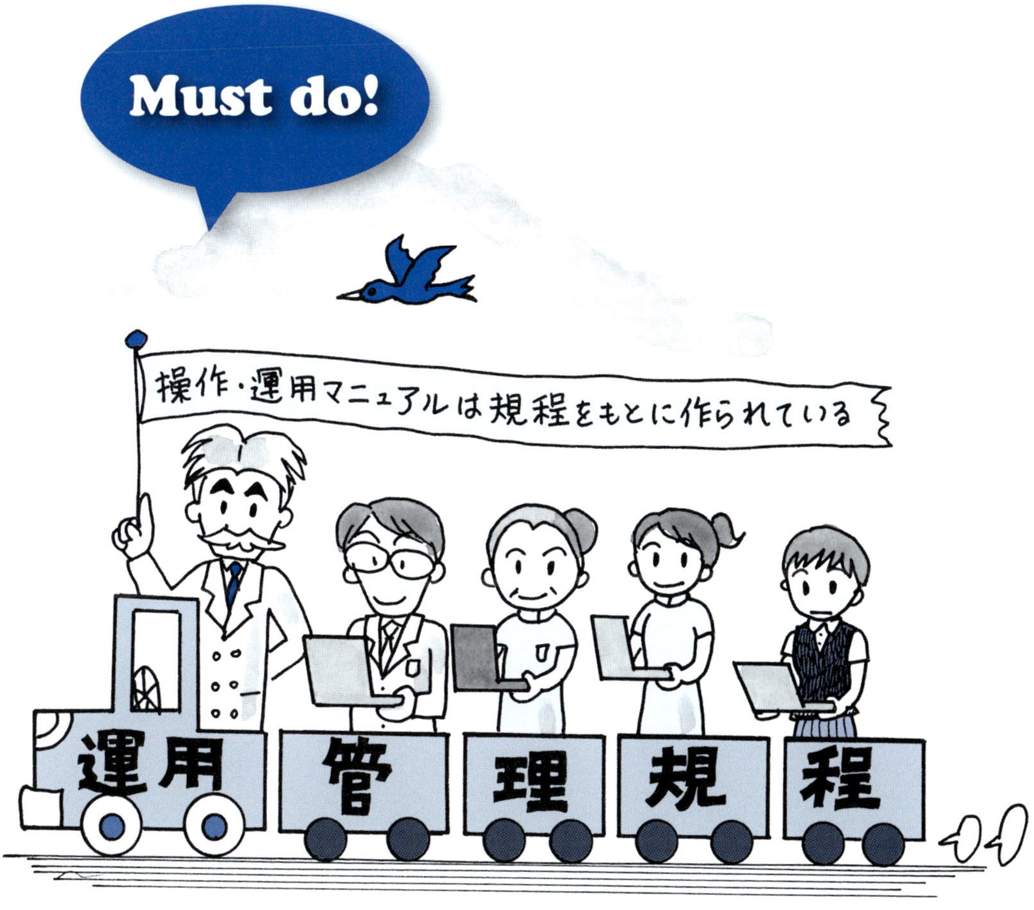
Must do!
操作・運用マニュアルは規程をもとに作られている
運用管理規程

端末操作にあたっての心構え

KPh Ⅱ-1-2

ログイン時のパスワードは，他人に知られないよう管理しなければならない

解　説

- 他人に知られることにより，権限外の不適切な参照や入力がなされるおそれがあり，その結果，患者に実害が及ぶことがある．

- 端末の操作開始時に必要な**ログイン**のための「**パスワード**」は，他人に類推されないものを**設定**する（内線番号，生年月日，自分の名前，辞書に載っている言葉などは使わない）．

- 「パスワード」を忘れたときに備えて**保存**する場合は，他人に見られないように努める（端末のそばなど，人目のつきやすいところは避ける）．

- 万が一，「パスワード」を**忘れた場合**は，管理者に連絡して，指示に従う．

KeyWords
ログイン時，パスワードの設定，パスワードの保存，パスワードを忘れた場合

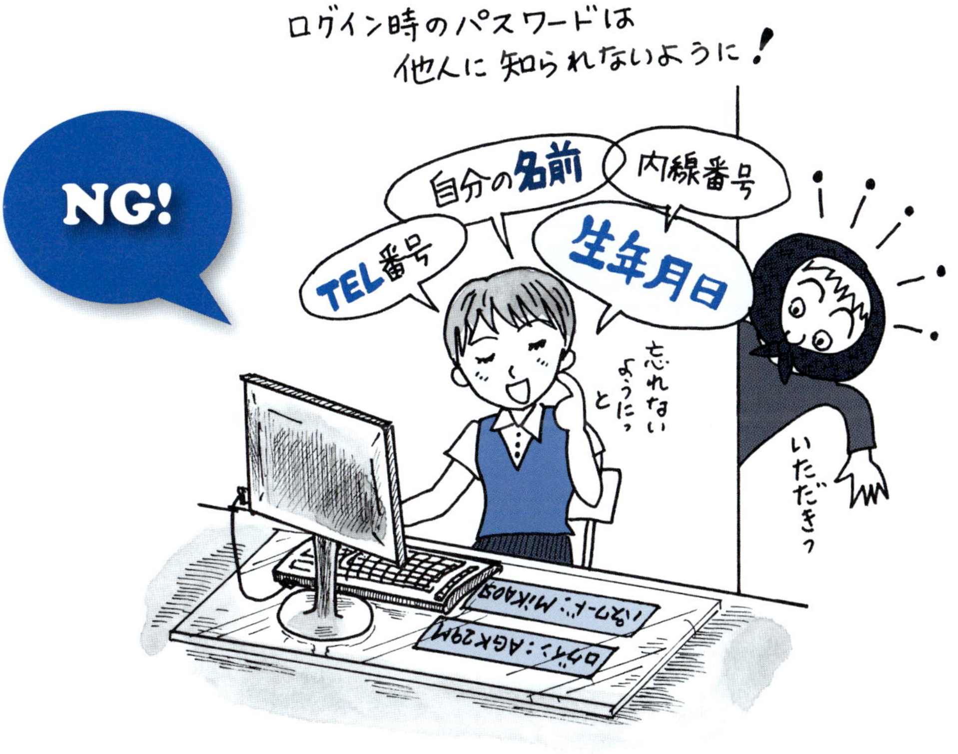
ログイン時のパスワードは
他人に知られないように！
NG!
TEL番号
自分の名前
内線番号
生年月日
忘れないようにっと
いただきっ
パスワード：MiKA05
ログイン：AGK29M

実践Ⅱ-1　病院情報システムの入出力端末を正しく操作できる

| 端末操作にあたっての心構え |

KPh Ⅱ-1-3
パスワードは定期的に更新しなければならない

解　説

- 「パスワード」を固定化したままにすると，長く使っているうちに，他人に知られてしまうおそれがある．

- **利用者自ら**が，**定期的に更新**することが**義務付け**られている（**厚生労働省**のガイドラインでは，最長で**2ヵ月で変更**することになっている．短期間で更新すれば，万が一他人に知られてしまった場合でも被害が小さくなる）．

KeyWords
パスワードの更新，利用者自らの定期更新，義務付け，厚生労働省，2ヵ月ごと

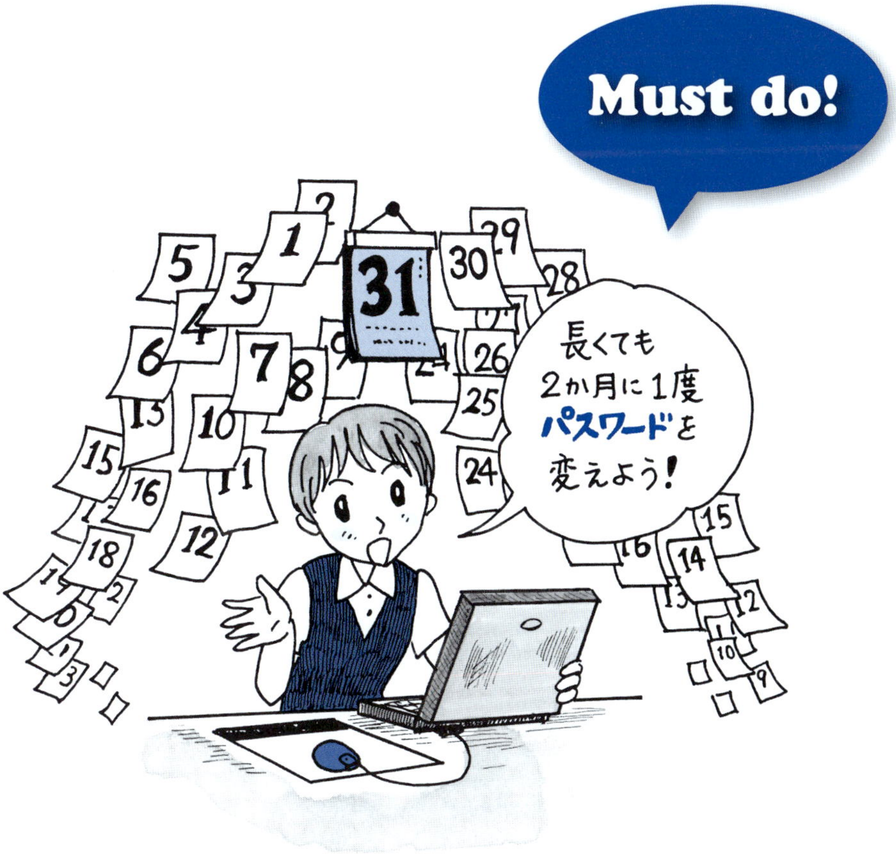
Must do!
長くても
2か月に1度
パスワードを
変えよう!

端末操作にあたっての心構え

KPh II-1-4
システム管理者の許可なく，ソフトウェアを端末にインストールしたり，設定を変更したりしてはならない

解説

- システム管理者の許可なく**ソフトウェアをインストール**すると，次のような**異常な動作を起こすおそれ**がある．
  - システムが起動しなくなる．
  - システムに過大な負荷がかかり，動作が遅くなる．
  - 辞書が変更され，適切な医学用語に変換されない．
  - ウイルスに感染する．
  - 無意識に，ウイルスをばらまく．
  - 個人情報を含むファイルを外部に転送する．

- システム管理者の許可なく**端末の設定を変更**すると，次のようなことが起こる可能性がある．
  - プリンタ設定を変えると，印刷されなかったり，思わぬ場所に，あるいは思わぬ大きさにプリントアウトされたりする．
  - ネットワーク設定を変更すると，サーバにつながらなくなりデータの処理ができなくなる．
  - ブラウザのセキュリティ設定を変えると，動作しなくなる．

KeyWords
無許可ソフトウェアのインストール禁止，異常な動作を起こすおそれ，端末の設定変更，故障の原因

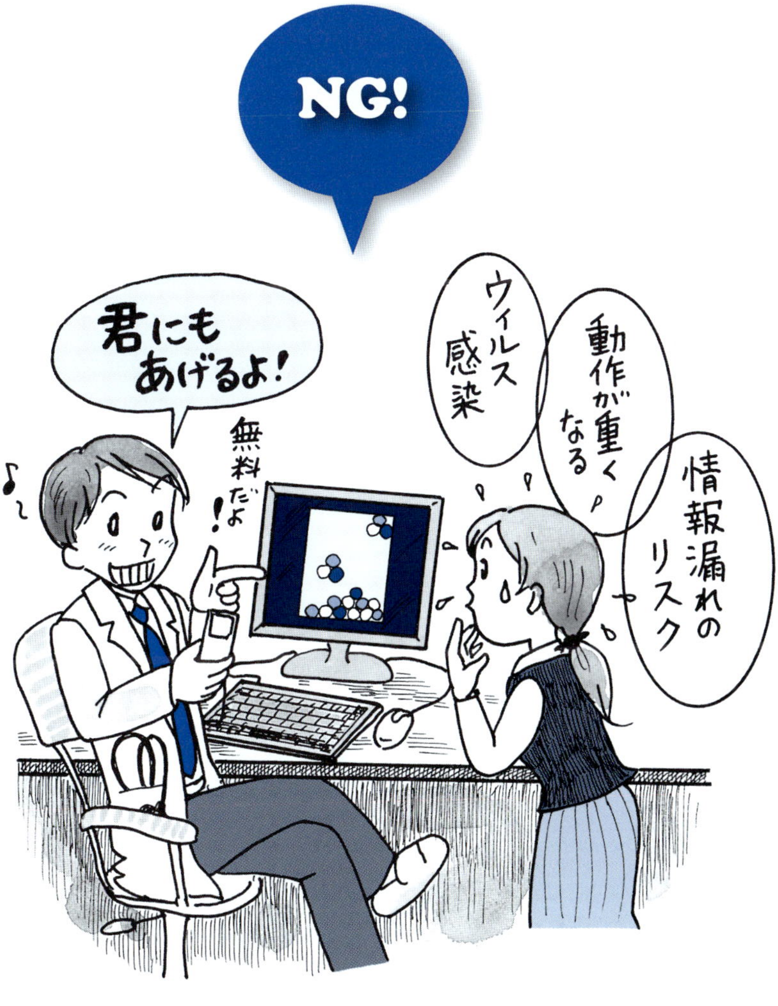
NG!
君にも あげるよ!
無料だよ!
ウィルス感染
動作が重くなる
情報漏れのリスク

端末操作にあたっての心構え

KPh Ⅱ-1-5

アクセスの多い時間帯における，サーバに負荷のかかる検索などは，システムトラブルの原因となる可能性があることを認識していなければならない

解説

- 外来患者の多い時間帯などでは，多数の端末からアクセスがあり，**サーバに負荷**がかかっている．

- このようなときに**大量のデータ検索・集計処理**（「1年分の高血圧患者の受診履歴検索」や，「1ヵ月分の看護必要度の集計」など）を行うと，サーバの過負荷により反応が悪くなる可能性がある．

- ルーチン業務以外に負荷のかかる処理（大量の画像検索，長期間にわたるファイル検索など）を行うと，次のようなことが起こる可能性がある．
  - サーバの過負荷により処理速度の極端な低下が起こる．
  - ネットワークの負荷によりつながりにくくなる．
  - 作業用メモリの不足などにより，処理が停滞する．
  - それが原因で，システムにトラブルが生じる．

KeyWords

アクセスの多い時間帯，サーバ負荷，システムトラブルの原因，大量データの検索，大量データの集計処理

解説書 到達目標Ⅱ 実践Ⅱ-1

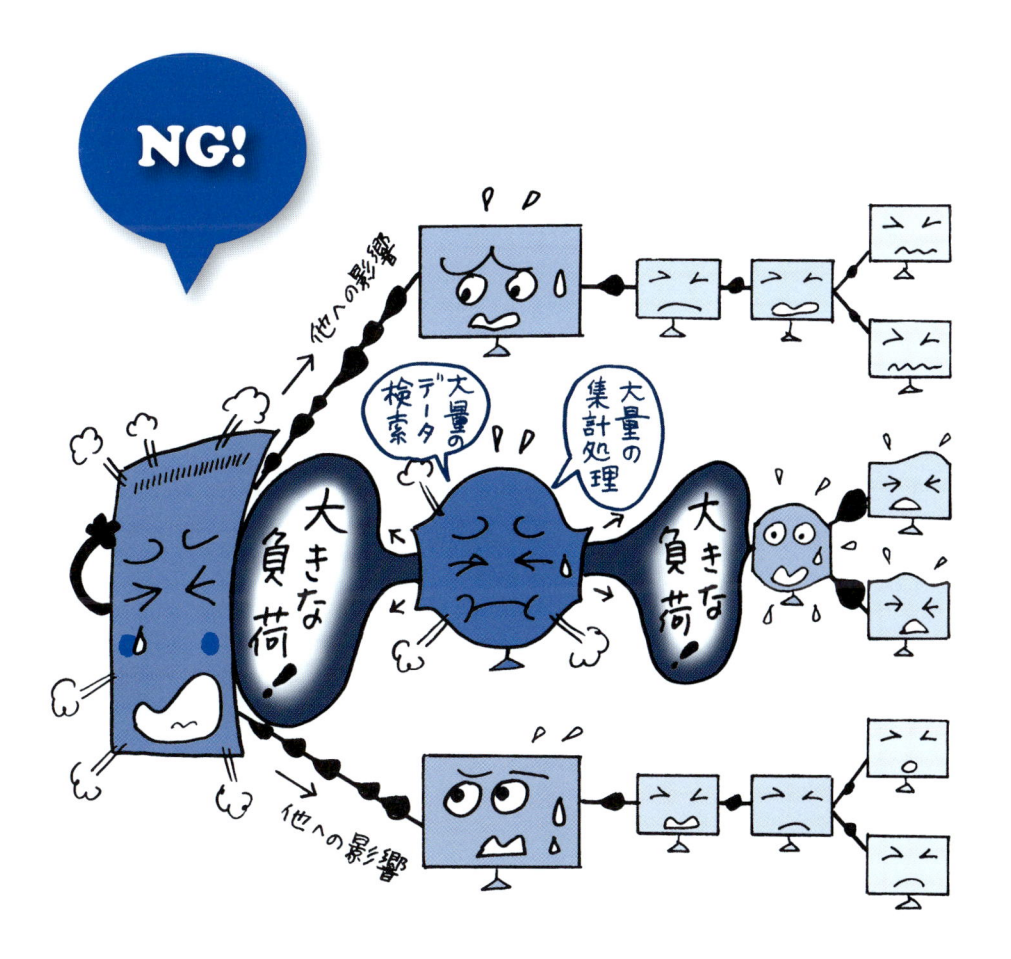

端末アクセス・操作時の留意点

KPh Ⅱ-1-6
システム利用時には，自分のIDとパスワードを使用しなければならない

解説

- IDは，システム管理者より利用者に割り当てられた（付与された）もので，利用者個人を特定するものである．

- システムを利用するときは，個別のIDとパスワードが付与されている場合は，いかなる場合も，**自分のIDとパスワード**でログインしなければならない．

- 他の利用者から依頼されて事務職員などが「**代行入力**」を行うときも，**代行者自身のIDとパスワード**を使用しなければならない．

- 代行入力の機能があるシステムを導入している場合，病院が定めた**運用管理規程**に従わなければならない．

- 代行入力を行ったときは，速やかに（**運用マニュアル**などに定められた期限までに），本来，指示者となるべき医師などから，入力内容の承認（追認）を得なければならない．

- 部門システムなどで，システムの制約により利用者個別のIDを付与できず，やむを得ず**部署ごとの共通ID**を使用する場合は，誰が，いつ，何のために，そのIDを使ったかがわかるように記録を残す．

- 代行入力とは，ここでは，本来入力すべき者（多くは医師）の代理で「下書き」などを入力する場合をいう．たとえば，医師事務作業補助者，診療情報管理士，医事課職員などが医師に代わって行う，診療報酬点数表の施設基準上の入力，あるいは地域医療連携上の下書きなどをする場合である．
- この場合，すべて指示者の承認を得る必要がある．そのルールは病院ごとに確実に定める．
- 口頭指示と代行入力は別のものであるから，それぞれのルールに留意する（☞ KPh Ⅰ-2-3 参照）．

> **KeyWords**
> 端末アクセス，操作時の留意点，自分のID，自分のパスワード，代行者自身のID，代行者自身のパスワード，代行入力，運用管理規程，運用マニュアル，部署ごとの共通ID

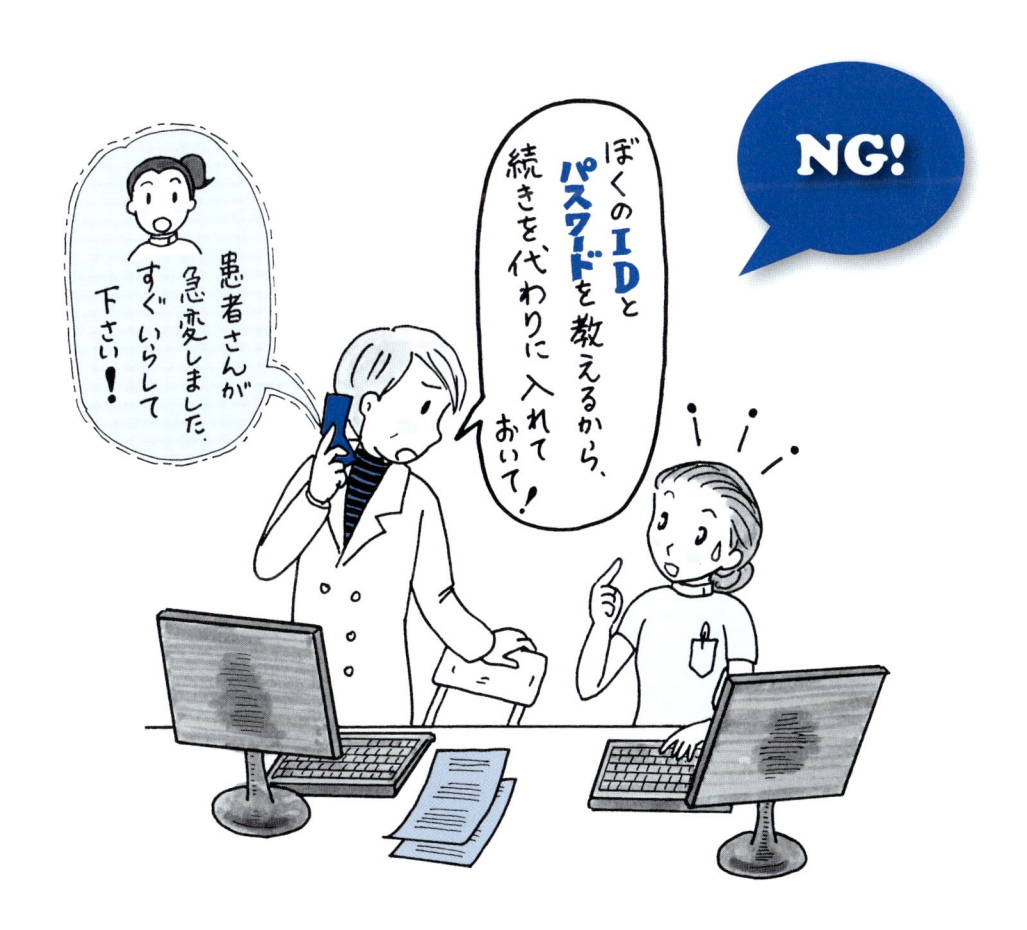

端末アクセス・操作時の留意点

KPh Ⅱ-1-7
業務途中で一時的に端末から離れる際は，原則としてログアウトしなければならない

解 説

- 複数の利用者が端末を共有する場所では，**端末から離れるとき**に**ログインしたまま放置**すると，他の利用者がそのまま使用して「**なりすまし**」入力や「**覗き見**」を起こす危険性がある．

- **ログアウト**できない場合は，他の利用者がそのまま使用することがないよう，「**使用中**」と明示するなどの，**他の利用者に配慮**をしなければならない．

KeyWords
端末からの離席，ログインのまま放置，なりすまし，覗き見，ログアウト，使用中，他の利用者への配慮

解説書 到達目標Ⅱ 実践Ⅱ-1

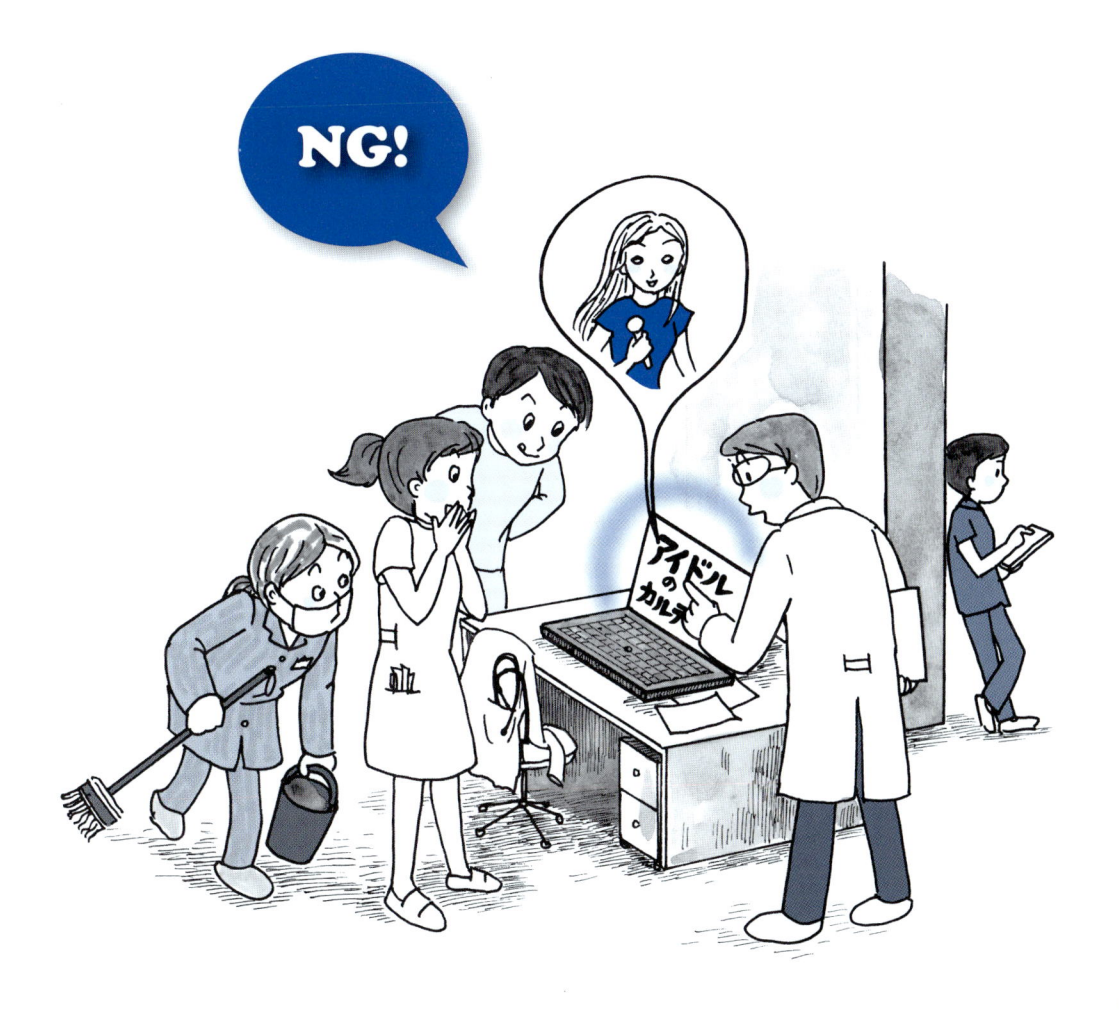

端末アクセス・操作時の留意点

KPh II-1-8
他者がログインした端末を，そのまま利用してはならない

解説

- 他の利用者がログインしたまま端末を利用することは「なりすまし」に該当する．

- 「なりすまし」による入力は，故意のあるなしにかかわらず，別の利用者による指示，または記録となることから情報の真正性を欠くことになる（修正は，原則として，指示，または記録した利用者自身が行う．やむを得ず他の利用者が修正する場合は，代行者自身のID，パスワードで入力する）．

- 「なりすまし」による閲覧は，不正アクセスとして厳に戒められる．

KeyWords
端末の利用，なりすまし，別の利用者，情報の真正性，不正アクセス

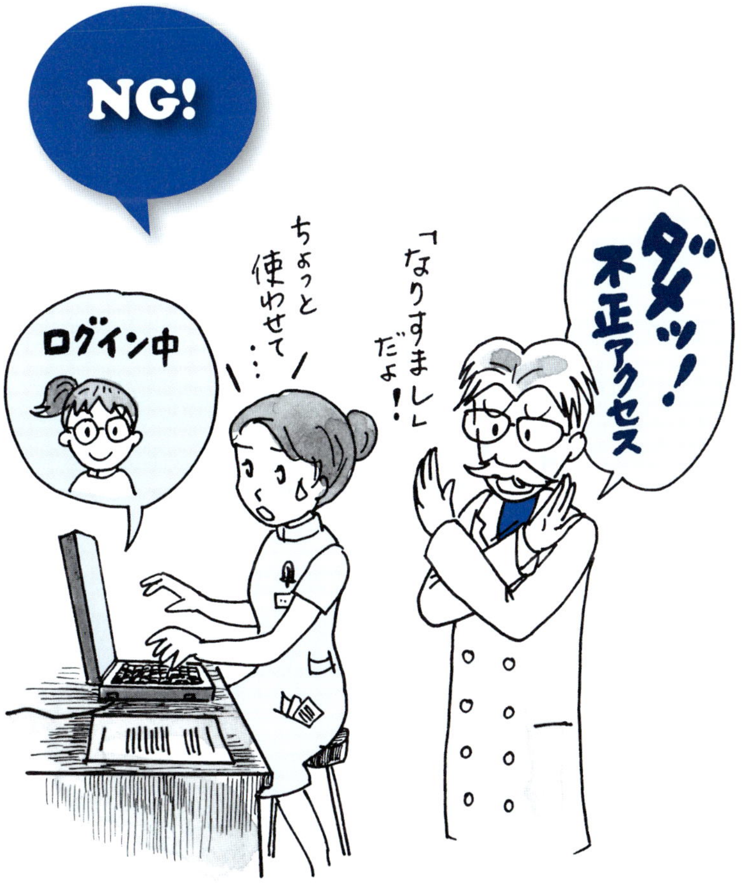
NG!
ログイン中
ちょっと使わせて…
「なりすまし」だよ!
ダメッ! 不正アクセス

入力ミス防止のための留意点

> **KPh Ⅱ-1-9**
> システムに入力をするときは，入力した内容が正しいかを十分確認しなければならない

解　説

- **システムへの入力**は，「利用者が**入力，編集および内容確認を行う段階**」と，「入力された内容が，**他者，他部門に伝達されて利用可能となる状態**」の二段階になっている．

- 入力内容が間違っていると，誤った**情報が共有**されることになり，患者に対する医療行為の誤りや，診療上の判断の誤りの原因となる．

- したがって，確定ボタンなどを押して情報が伝達される前に，入力した内容が正しいかどうか，十分に**確認**する．

- 入力した内容を確認する方法として，画面の表示を注視して確認する，いわゆる目視確認が一般的であるが，これだけでは必ずしも十分とはいえない．

- 入力した箇所を指差し，内容を声に出して確認する，いわゆる指差し確認が推奨される．

- 外来診察室のように患者が同席するときは，システム画面を患者に示して，説明しながら確認することも，**入力間違いを防ぐ**効果がある．

- 多くのシステムには，デフォルト値（初期設定値），頻用セット，過去歴からの複写，推測変換など，入力作業を効率化するさまざまな機能が備わっているが，最終的に登録された内容についての**責任は入力者**にある．

KeyWords
システムへの入力，入力・編集・内容確認段階，他部門への伝達段階，端末利用可能段階，情報共有，入力時の確認，入力間違いの防止，入力者の責任

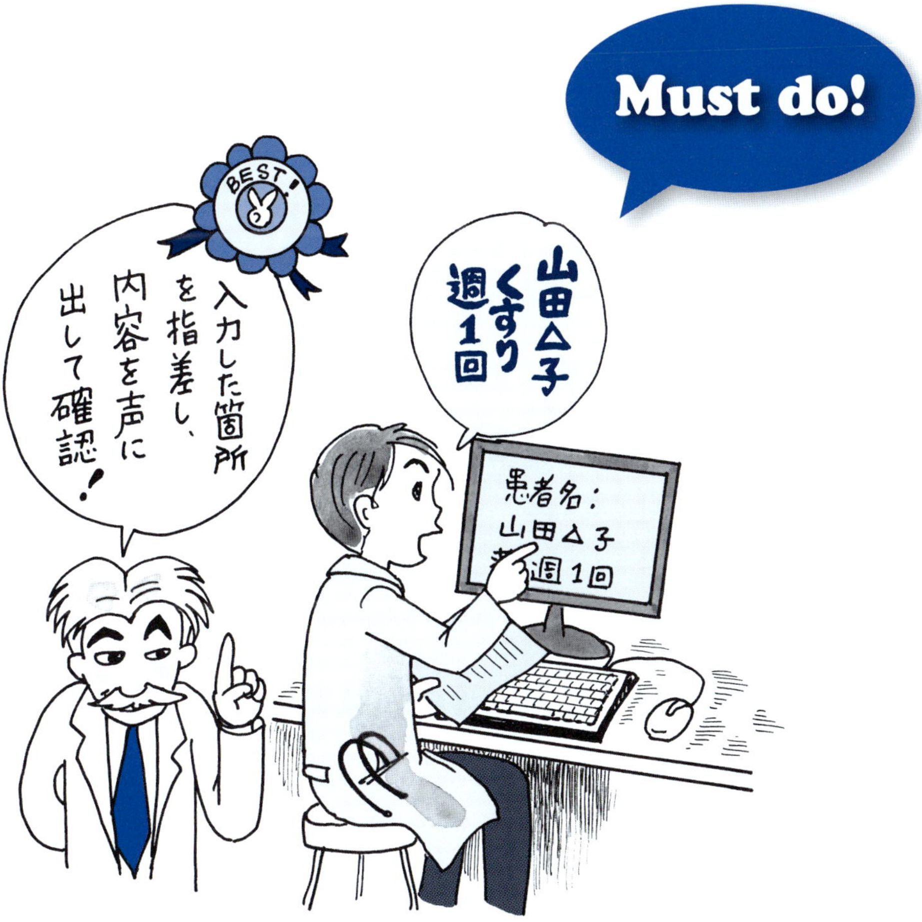
Must do!
山田△子 くすり 週1回
BEST!
入力した箇所を指差し、内容を声に出して確認!
患者名:
山田△子
週1回

入力ミス防止のための留意点

KPh Ⅱ-1-10

システムへの入力漏れや入力誤りに気付いたときや，それらを指摘されたときは，速やかに追加・訂正入力し，必要に応じて関係部門に変更発生の連絡をしなければならない

解説

- 入力された情報が誤っていたり，重要な情報の入力漏れがあったりすると，患者に対する医療行為の誤りや，診療上の判断の誤りの原因となる．

- 診療記録の誤りに気付いたときや，それを指摘されたときは速やかに，事実に基づく正しい内容に訂正しなければならない．

- 追加や訂正をした時点で，情報を受け取る関連部門に対して，変更した箇所，変更した理由を伝える．
  たとえば，
  - 医師が，看護師への指示をシステムに入力した後，誤りに気付いた場合には，該当患者の担当看護師に，指示を訂正したことを必ず伝える（担当看護師が，常に最新の画面を見ているとは限らないからである）．
  - 医師や看護師が患者から聴取した食物アレルギー情報などは，入力後に判明することがある．判明した時点でただちに入力するだけでなく，看護部門，栄養管理部門など関連部門に必ず連絡する（配膳などがすでに行われている可能性があるからである）．
  - 外来診察後，会計に関わる入力の漏れや誤りに気付いた場合は，単にシステムに対して追加や訂正の入力をするだけでなく，会計窓口の担当者に速やかに電話などで連絡する（会計処理を終えている可能性があるからである）．

- 患者が自らの情報の誤りを指摘した場合は，確認して訂正しなければならない（☞ KPh Ⅰ-1-6 参照）．

医療スタッフ必携。南江堂の好評書籍

今日の治療薬 2014 ―解説と便覧―

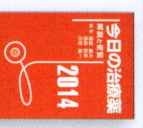

■編集 浦部晶夫・島田和幸・川合眞一

■B6判・1,392頁 定価(本体4,600円+税) 2014.1.

- 眠気まで解説関連事項を相互に参照。
- 取扱い注意の薬剤には備考欄に下線で強調。
- 添付文書外情報は、マーク変更でさらに分かりやすく。

今日の処方 改訂第5版

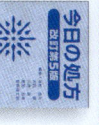

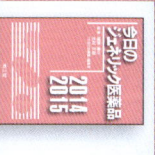

■編集 浦部晶夫・大田健・島田和幸・川合眞一・菅野健太郎

■B6判・1,220頁 定価(本体6,800円+税) 2013.11.

- 各疾患ごとに、薬剤の投与量・投与法など具体的な処方例を、今版から、病型や病態、重症度に応じて段階的に解説。
- 上の注意や「専門医紹介のタイミング」が追加。

臨床基本手技実戦マニュアル (DVD付) 改訂第2版

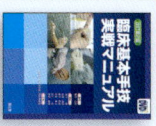

■監修 亀岡信悟

■B5判・174頁(DVD付) 定価(本体5,500円+税) 2013.11.

- 臨床現場で必須の基本手技の実際を、臨場感あふれる写真をふんだんに用いて、ステップ・バイ・ステップで示した。今版から、手技の流れをポイントに沿って分かるDVD付。研修医必携の、実戦志向のマニュアル。

当直医実戦マニュアル 改訂第5版増補版

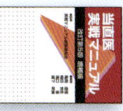

■監修 実戦マニュアル編集委員会

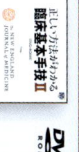

■B6変型判・448頁 定価(本体4,900円+税) 2014.4.

- 今版補訂では薬剤に関する情報・ガイドライン等を最新のものに更新。入院させるか、他院に搬送すべきか、翌日までどうしのぐか、といったウハウを凝縮させた一冊。

指してを伝える! 外国語診療ブック ―症状別に対応―

■監修 守山敏樹 ■外国語監修 林田雅至

問診から生活指導まで症状別に対応

今日のジェネリック医薬品 2014-2015

■編集 増原慶壮・北村正樹・「今日の治療薬」編集室

■B6判・784頁 定価(本体3,200円+税) 2014.6.

- 平成26年度診療報酬改定にあわせ、総称・便覧をすべてアップデート。各章冒頭には薬剤選択に役立つ各薬剤の特徴をまとめた。

今日の臨床検査 2013-2014

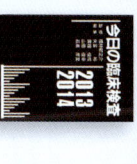

■監修 櫻林郁之介

■編集 矢冨裕・廣畑俊成・山田俊幸・石黒厚至

■B6判・678頁 定価(本体4,800円+税) 2013.4.

- 検査解説に「検査値に影響を与える薬剤・食物・サプリメントル」、付属に薬物副作用基準値として「CTCAE v4.0」を新たに追加。

正しいやり方がわかる 臨床基本手技Ⅱ (DVD-ROM付)

■訳 北村聖

■A5判・116頁(DVD-ROM付) 定価(本体7,500円+税) 2010.8.

- NEJMの好評コンテンツ "Videos in Clinical Medicine"から基本の10手技を収録。テキストでポイントを要約。日本語版DVD-ROM付。
- 本DVDはDVD-ROM形式(PC専用)です。DVD-Video専用プレーヤーでは再生できません。

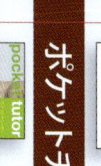

アトラス応急処置マニュアル 原著第9版増補版

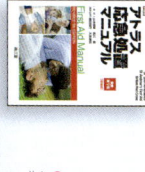

■監修 山本保博・黒川顕 ■監訳主幹 横田裕行・大友康裕

■A5判・286頁 定価(本体2,800円+税) 2012.9.

- 日常臨床で求められる応急処置の考え方と手順の要点を豊富なカラー写真で解説。病態生理や応急処置の基本的事項もより充実。増補版では、AHAガイドライン2010に準拠してCPRやケース別対応の記述を見直した。

ポケットチューター 体表からわかる人体解剖学

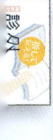

■監訳 大川淳・秋田恵一

ここが知りたかった OTC医薬品の選び方と勧め方

● 編集 坂口眞弓

定価（本体3,200円＋税）
A5判・318頁　2013.10.

ここが知りたかった 緩和ケア

● 著 余宮きのみ

定価（本体2,900円＋税）
A5判・266頁　2011.10.

がん治療 副作用対策マニュアル 改訂第3版

● 編集 田村和夫

定価（本体4,600円＋税）
A5判・352頁　2014.7.

がん治療における副作用を詳細かつ実践的にまとめた。新たな分子標的治療薬に特有の副作用などを最新情報にアップデートした。

がん化学療法看護のいま
ケアの質を高めるためのエッセンス

雑誌「がん看護」
2014年1-2月増刊号（Vol.19 No.2）特集

● 編集 佐藤まゆみ・小澤桂子・遠藤久美

A4変型判・176頁　定価（本体3,200円＋税）

新規抗がん剤の登場などで大きく様変わりしている

ここが知りたかった 在宅ケアのお薬事情
薬剤師が答える111の疑問

● 編集 鉄六口麻里子・嶺嘉治

定価（本体2,800円＋税）
A5判・282頁　2013.9.

ここが知りたかった 向精神薬の服薬指導

● 著 竹内尚子

定価（本体3,200円＋税）
A5判・238頁　2012.10.

メディカルスタッフのための栄養療法ハンドブック

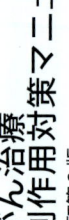

● 編集 佐々木雅也

定価（本体2,800円＋税）
B6変型判・328頁　2014.3.

解剖生理学等の知識を解説した「準備編」、現場で必要となる経腸・静脈栄養等のデータを網羅した「実践編」の二部構成。

外科医が知っておくべき癌治療の薬物療法

臨床雑誌「外科」
2013年11月増刊号（Vol.75 No.12）特集

● 編集

B5判・178頁
定価（本体6,300円＋税）

腫瘍外科医（surgical oncologist）は、薬物療法をはじめとする治療学的知識をも、あらゆるステージの腫瘍に対応する集学的治療の意義を理解していなければならないが、外科医が用

痛みの考えかた
しくみ・何を・どう効かす

● 著 丸山一男

定価（本体3,200円＋税）
A5判・368頁　2014.5.

親しみやすい解説と豊富なイラストで「痛み」を楽しくマスター。すべてのメディカル・スタッフに一冊。

ウォーキング指導者必携 Medical Walking

● 監修 宮下充正
● 編集 矢野英雄・渡會公治・川内基裕

定価（本体2,000円＋税）
B5判・260頁　2013.10.

さまざまな疾患・障害、対象者に対する適切なスピード・距離・フォームなどの指導の要点、リスク管理、実際の効果と、豊富な具体例に基づいてふれた。

内科疾患 最新の治療 明日への指針

臨床雑誌「内科」
2014年6月増刊号（Vol.113 No.6）特集

B5判・600頁
定価（本体8,000円＋税）

一般内科医が知っておきたい内科疾患治療の

総合診療力を磨く「40」の 症候・症例カンファレンス
臨床推論の達人を目指せ!

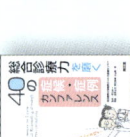

● 監修 百村伸一
● 編集 加計正文／神田善伸／小山信一郎

定価（本体3,800円＋税）
A5判・280頁　2014.4.

自治医科大学附属さいたま医療センターでの内科系医師により実施されている「総合同診（カンファレンス）"で取り上げた症候・症例を精選。

あなたのプレゼン誰も聞いてませんよ!
シンプルに伝える魔法のテクニック

● 著 渡部欣忍

定価（本体3,000円＋税）
A5判・226頁　2014.4.

「シンプルプレゼン」をベースに、実践的な研究発表のプレゼン・テクニックをビジュアルに解説。

よくわかる 人工呼吸管理テキスト 改訂第6版

● 編集 並木昭義・氏家良人

「人工呼吸器セミナー」の現役講師に合わせ執筆者が交代。図表を増やしてて最新知見を盛り込んだ。

ご購入・ご注文はお近くの書店へ。

ご注文は下記にご記入の上、お近くの書店にお持ち下さい。
ご記入いただきました個人情報は商品の発送・受け渡しのみに使用いたします。

お名前	フリガナ			
ご住所	フリガナ (〒　－　) □ご自宅　□勤務先 *マンション名、ビル名(〜号室)もお書き添え下さい。			通信欄
電話		FAX		

書名	定価 (本体＋税)	左記以外の連絡先	冊数	ご注文合計 (本体＋税)
今日の治療薬 2014 解説と便覧 ISBN978-4-524-26655-5	定価 (本体 4,600 円＋税)			
その他のご注文の書名				

書店様へ　*番線欄を下記にご記入下さい

定価は消費税率の変更によって変動いたします。
消費税は別途加算されます。

南江堂営業部　www.nankodo.co.jp

〒113-8410　東京都文京区本郷三丁目 42-6
(営業) TEL 03-3811-7239

■B5判・338頁　定価 (本体 4,800 円＋税)　2014.2.

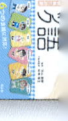

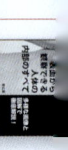

疾患・症状別 今日の治療と看護 改訂第3版

● 総編集 永井良三・大田 健

800項目の疾患・症状を網羅。病気の原因、症状と診断、治療の実際および看護のポイントを第一線の治療・看護の専門医がていねいに解説。臨床実習で、実習で、すぐに役立つ看護師・看護学生のための安心の一冊。

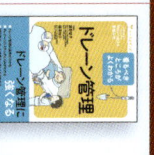

■A5判・1,494頁 定価（本体9,000円＋税）2013.3.

薬局がはじめる在宅医療ポケットガイド

● 著 土田 孝・保田博美

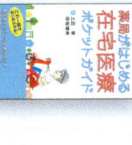

長年在宅医療に携わってきた著者が、在宅業務の始め方から、都市部に特有の問題の解決方法まで具体的に伝授する。

■B6変型判・158頁 定価（本体2,800円＋税）2014.6.

ナースビギンズ 看るべきところがよくわかるドレーン管理

● 編集 藤野智子・福澤知子

ドレーン管理の基本から実際の手技まで、ビジュアルな紙面でわかりやすく、無駄なく学べる。

■B5判・174頁 定価（本体2,300円＋税）2014.4.

続 違いがわかる！同種・同効薬

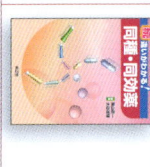

● 編集 大谷道輝・黒山政一

必須薬剤の臨床におけるポイントから薬剤の機序、副作用、薬剤相互作用、禁忌、食事の有無まで各項目で、前版「違いがわかる」で掲載しきれなかった項目も、実践書、前版、好評の「違いがわかる」に2冊揃えることで、服薬指導や薬の選択に自信自得が身につく。

■B5判・220頁 定価（本体2,800円＋税）2013.6.

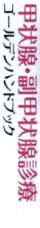

ゴールデンハンドブック

腎臓病診療ゴールデンハンドブック
定価（本体4,200円＋税）2009.4.

甲状腺・副甲状腺診療ゴールデンハンドブック
定価（本体3,500円＋税）2012.11.

肝臓病診療ゴールデンハンドブック（改訂第2版）
定価（本体4,000円＋税）2012.10.

神経内科ゴールデンハンドブック（改訂第2版）
定価（本体4,000円＋税）2014.4.

腫瘍内科ゴールデンハンドブック
定価（本体3,800円＋税）2010.8.

呼吸器診療ゴールデンハンドブック
定価（本体4,200円＋税）2008.10.

糖尿病治療・療養指導ゴールデンハンドブック（改訂第2版）
定価（本体3,000円＋税）2004.5.

感染症診療ゴールデンハンドブック（改訂第2版）
定価（本体3,800円＋税）2013.2.

小児・新生児診療ゴールデンハンドブック
定価（本体4,500円＋税）2009.4.

透析療法ゴールデンハンドブック
定価（本体3,200円＋税）2007.11.

循環器内科ゴールデンハンドブック（改訂第3版）
定価（本体4,800円＋税）2013.3.

消化器内視鏡ゴールデンハンドブック
定価（本体3,500円＋税）2007.4.

皮膚科診療ゴールデンハンドブック
定価（本体4,500円＋税）2007.5.

血液内科ゴールデンハンドブック
定価（本体4,500円＋税）2011.11.

緩和ケアゴールデンハンドブック
定価（本体3,200円＋税）2009.10.

アレルギー診療ゴールデンハンドブック
定価（本体3,800円＋税）2013.6.

心房細動治療薬の選び方と使い方

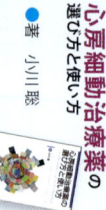

● 著 小川 聡

臨床現場の方々に「選び方と使い方のコツ」を具体的に解説

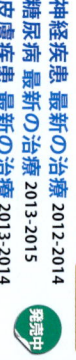

定価（本体2,500円＋税）2012.9.

皮膚外用薬の選び方と使い方（改訂第4版）
● 著 西岡 清
定価（本体2,500円＋税）2009.4.

パーキンソン病治療薬の選び方と使い方
● 編集 水野美邦
定価（本体2,500円＋税）2004.5.

脳卒中治療薬の選び方と使い方
● 編著 棚橋紀夫
定価（本体2,500円＋税）2011.3.

年々進歩する各専門領域の最新情報と治療方針を整理する。

＊2014年は「循環器」「腎疾患・透析」「血液疾患」がリニューアル。

循環器疾患 最新の治療 2014-2015
腎疾患・透析 最新の治療 2014-2016
血液疾患 最新の治療 2014-2016

神経疾患 最新の治療 2012-2014
糖尿病 最新の治療 2013-2015
皮膚疾患 最新の治療 2013-2014
消化器疾患 最新の治療 2013-2014
呼吸器疾患 最新の治療 2013-2015
眼科疾患 最新の治療 2013-2015
産科婦人科疾患 最新の治療 2013-2015

エッセンシャルドラッグ
循環器疾患エッセンシャルドラッグ118（改訂第2版）
● 編集 檜山 浩・木村剛正
■348頁 定価（本体3,800円＋税）2010.3.

呼吸器疾患エッセンシャルドラッグ108（改訂第2版）
● 編集 千田金吾
■346頁 定価（本体3,800円＋税）2009.6.

消化器疾患エッセンシャルドラッグ123プラス（改訂第2版）
● 編集 木下芳一
■422頁 定価（本体3,800円＋税）2012.4.

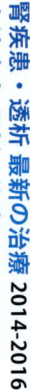

KeyWords

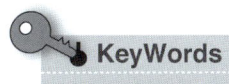

入力の誤り，入力漏れ，訂正，連絡，電話連絡，関係者への連絡，他の部門への連絡，連絡事項の確認

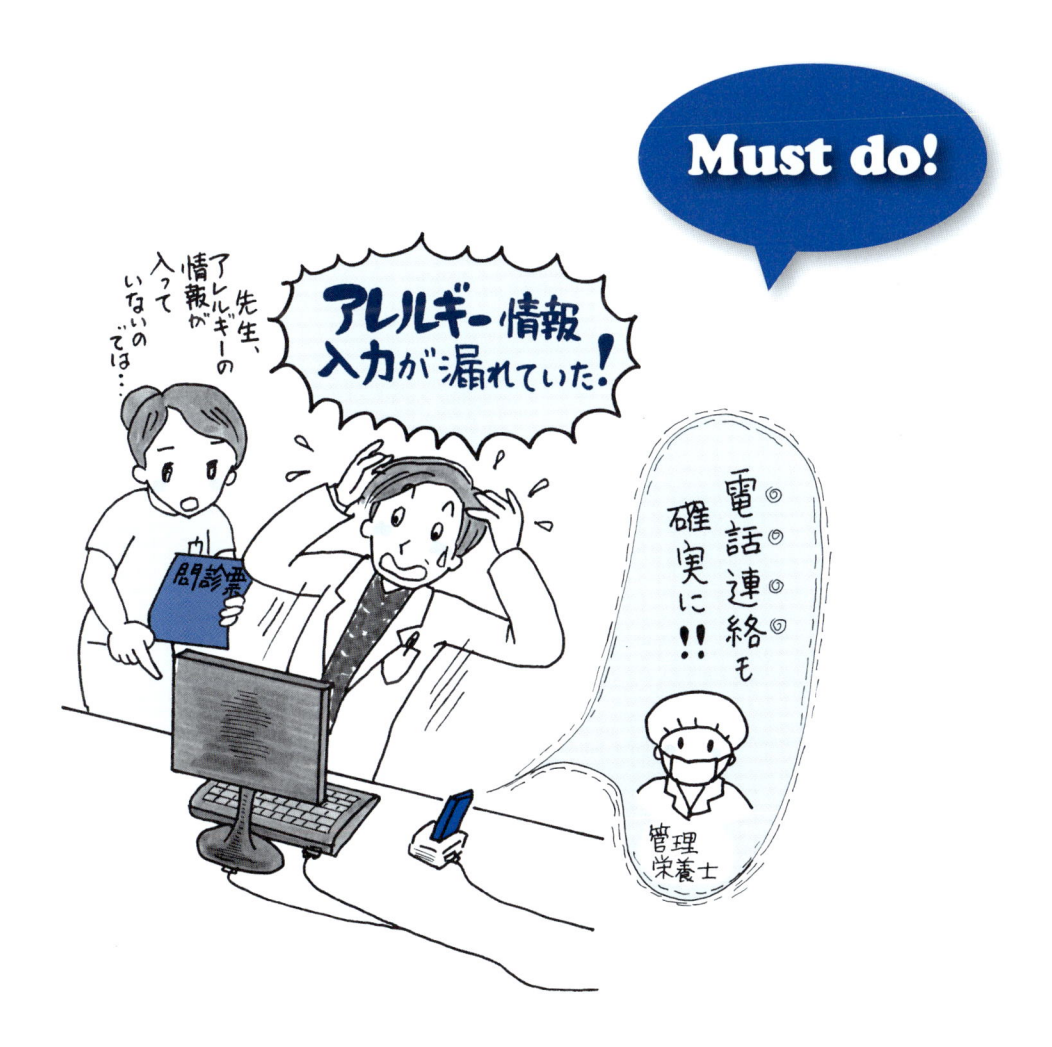

業務終了時の留意点

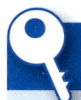

KPh Ⅱ-1-11
業務終了時は，必ずログアウトしなければならない

解説

- **業務が終了したとき**は，なりすまし利用を防止するために必ず**ログアウト**し，**ログイン画面**（他の利用者が利用可能な状態）に戻さなければならない．

- 業務が終了し，他の利用者が端末を使用しない場合は，当該**業務システムの手順**に従って，システムを**終了**させる．

KeyWords
業務終了時，ログアウト，ログイン画面，業務終了手順

解説書　到達目標Ⅱ　実践Ⅱ-1

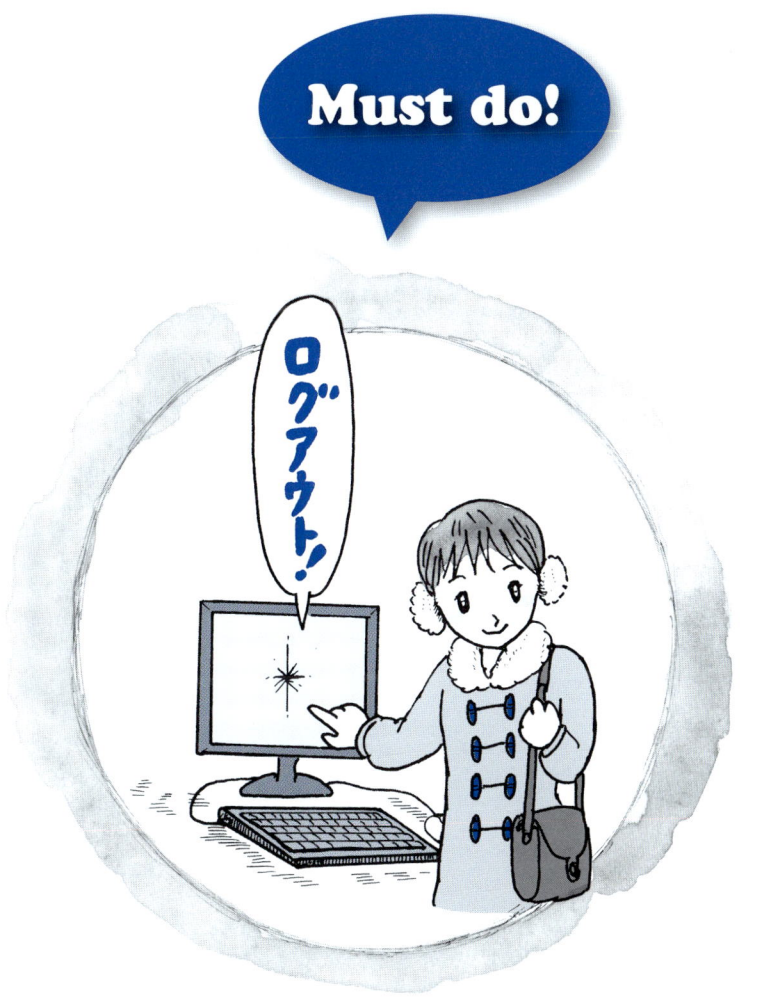

業務終了時の留意点

🔑 KPh Ⅱ-1-12

端末の電源を切るときは，定められた方法で終了し，電源スイッチで強制的に切断してはならない

解　説

- レスポンス遅延や入力画面のフリーズなどが発生した場合は，強制終了せずシステム管理者の指示に従う．
    - フリーズ：コンピュータが突然動作を停止し，入力を一切受け付けなくなる状態

- システム障害などを生じる可能性があるため，原則として電源スイッチを長押しして強制終了してはならない．

- 電源ケーブルを物理的に引き抜くことは，システム破壊を生じる可能性が高いので，行ってはならない．

- 停電やトラブルなどにより，入力途中でシステムが異常終了した場合は，入力情報が保存されているかを再度確認する必要がある．

🔑 KeyWords
レスポンス遅延，入力画面のフリーズ，強制終了，電源ケーブルの引き抜き，システム破壊，入力途中の異常終了，入力情報の保存確認

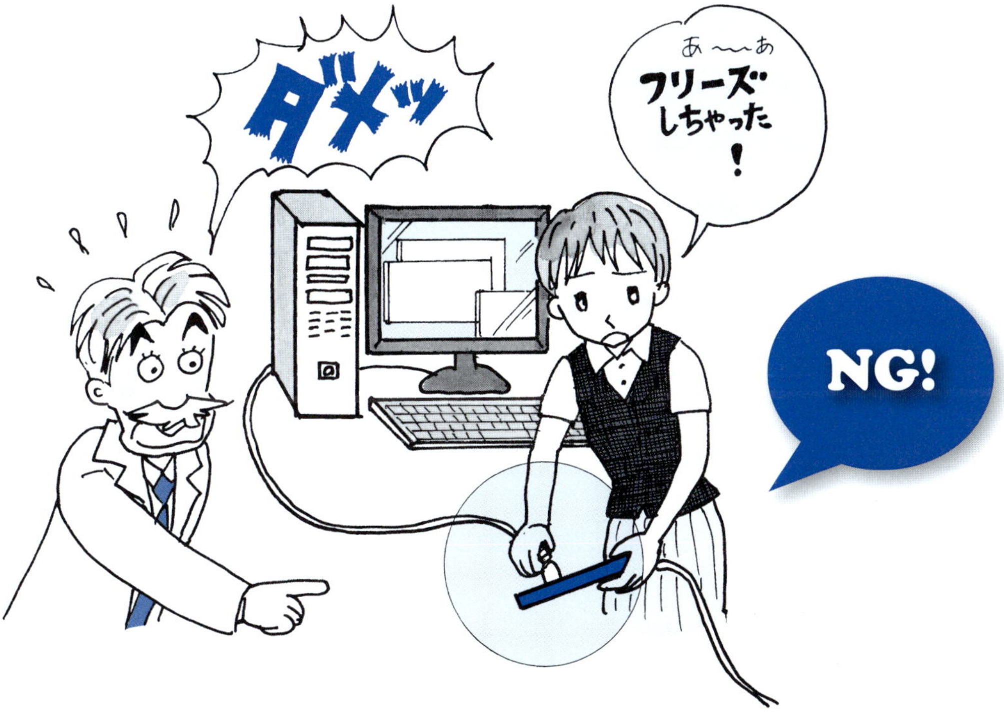
ダメッ
あ～あ
フリーズしちゃった！
NG!

ウイルス感染防止の留意点

KPh Ⅱ-1-13

ウイルス感染を防ぐため，次のことを遵守しなければならない
 ①ウイルス対策ソフトが起動していることを画面上で確認する
 ②許可されていないUSBメモリやCD-ROMなどの，外部記憶媒体を接続してはならない
 ③心あたりのない者からのメールは開かない．また，メールを開いた場合でも不審なメールの場合には添付ファイルは絶対に開かず，当該メールを即座に削除する
 ④業務に関係のないWebサイトにアクセスしてはならない

解 説

- 端末がウイルスに感染すると，情報漏えい，データ破壊，レスポンスの低下などのさまざまなシステム障害を引き起こす．

- ウイルスはネットワークを通じてのみならず，USBメモリやCD-ROMなどの外部記憶媒体を介して感染する可能性もある．

- 携帯電話やスマートフォンを充電目的でUSB接続した場合にも，感染する可能性がある．

- USBメモリやCD-ROMなどの外部記憶媒体を，許可なく端末に接続してはならない．

- 紹介患者データなどの取り込みが必要な場合は，許可された端末で行う．

- ウイルス対策ソフトが正常な状態で起動していることを，画面上で確認する習慣をつけるとよい．

- ウイルスを検出した際のメッセージと対処法を知っておく．

- 病院情報システムの端末以外の PC および自宅の PC にもウイルス対策ソフトをインストールし，常に最新状態にしておく．

- 定期的なウイルススキャンを行う．
  - リアルタイムスキャンだけでなく，フルスキャンを週 1 回程度定期的に行う．

- **メール**もウイルスの感染源である．メールの形式によっては，開くだけでウイルスに感染する場合がある．発信人に心あたりがないメールは，開かず削除する．

- 不審な**メールにリンクされた Web サイト**へのアクセスにより，ウイルスの感染や**情報漏えい**の危険性がある．

KeyWords

ウイルス感染，ウイルス対策ソフト，紹介患者データ，データ取り込み，USB メモリ，CD-ROM，外部記憶媒体，不審なメール，メールにリンクされた Web サイト，情報漏えい

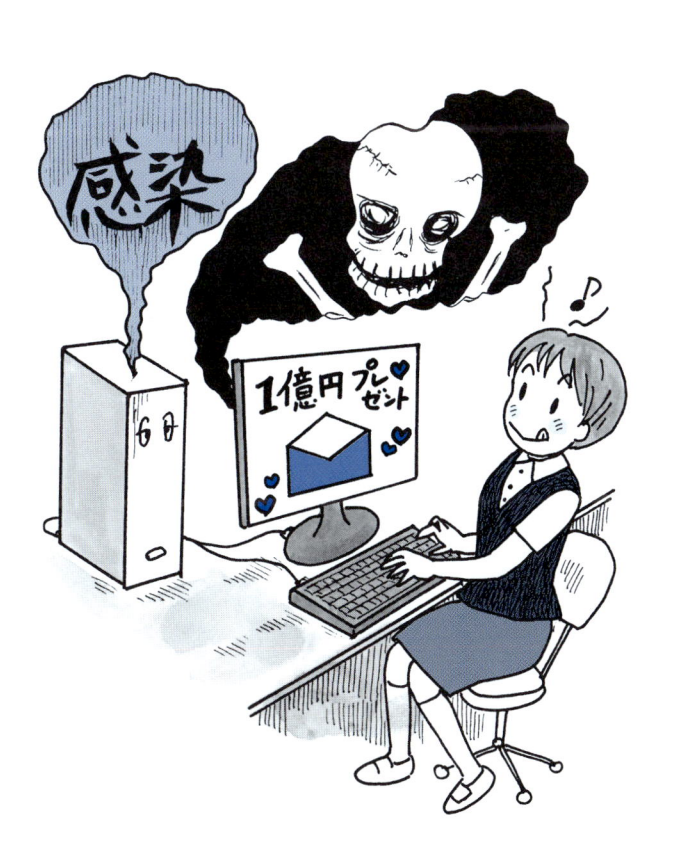

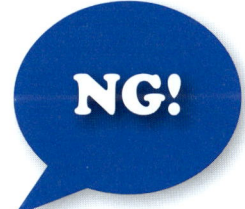

ウイルス感染防止の留意点

KPh Ⅱ-1-14

ウイルス感染が疑われる現象が発生したときは，操作を中断し，ただちにシステム管理部門に連絡し，助言・指示を求めなければならない

たとえば，
① ウイルス検出の表示
② 異常な文字や画像の表示
③ ファイルの消失
④ 見覚えのないメールやファイルの存在
⑤ 異常なレスポンス低下
など

解説

- インターネットと直接つながったメールやWebが使えるシステムの場合は，特に注意を要する．

- ウイルスが検出された端末を使用し続けたり，ネットワークに接続したまま放置すると，ウイルスの拡散を引き起こし，システムダウンや情報漏えいなどの深刻な被害に発展する．

- システム管理部門に連絡がつかない場合は，当該端末のネットワークケーブルを引き抜いて，端末を「使用禁止」にする．

- 無線LANの利用者は，ネットワーク切断の方法（各社PCによって方法が異なる）を事前に確認しておく．

KeyWords

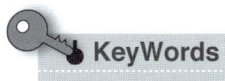

ウイルス感染，システム管理部門に連絡，ウイルス検出，ファイルの消失，見覚えのないメールの存在，見覚えのないファイルの存在，異常なレスポンス低下，ウイルスの拡散，システム管理部門に連絡不能，端末を「使用禁止」，無線LAN，ネットワーク切断の方法の確認

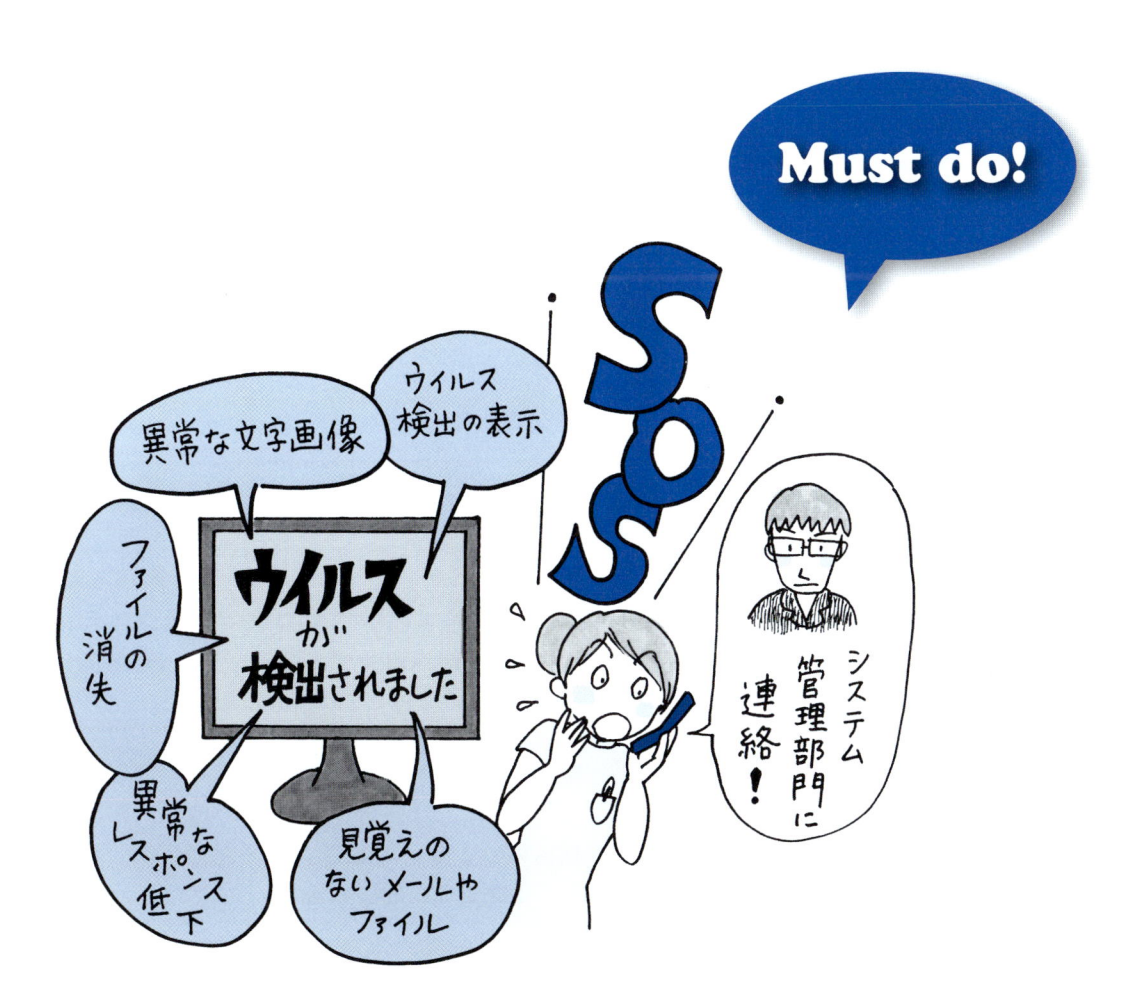

情報の漏えい対策

KPh Ⅱ-1-15

情報漏えいは，利用者の不注意や誤操作などが原因となることが多いことを認識していなければならない

解　説

- 情報漏えいの原因としては，次のようなことが考えられる．
  - 印刷物などの放置
  - 紙カルテ搬送時の不適切な個人情報の露出
  - ログインした状態の端末放置
  - 診療現場以外の公共スペース（エレベーター内など）での個人情報に関する会話
  - SNS（Social Network Service）などへの診療情報の書き込み
  - FAX などの誤送信
  - 印刷時のネットワークプリンタの誤選択
  - 個人情報の不適切な掲示
  - 記憶媒体（外注検査時，診療情報提供，教育，研究，資格申請など）の紛失および遺失
  - 盗難，車上荒らし
  - 病院広報物への不用意な個人情報の掲載
  - 医療機器メンテナンス時の不適切な情報の覗き見
  - 業務対象外の情報への不適切なアクセス
  - 悪意のある侵入
  - 「なりすまし」による不正な情報取得

- 情報漏えいを防ぐためには，情報管理者のみならず，すべての病院情報システム利用者が，情報漏えい防止対策を実践することが不可欠である．

KeyWords

情報漏えい，誤操作，悪意のある侵入，個人情報，公共スペースでの会話，SNS（Social Network Service），FAX の誤送信，ネットワークプリンタ，記憶媒体，紛失，盗難，車上荒らし，覗き見，なりすまし，情報漏えい防止対策

知ってる？

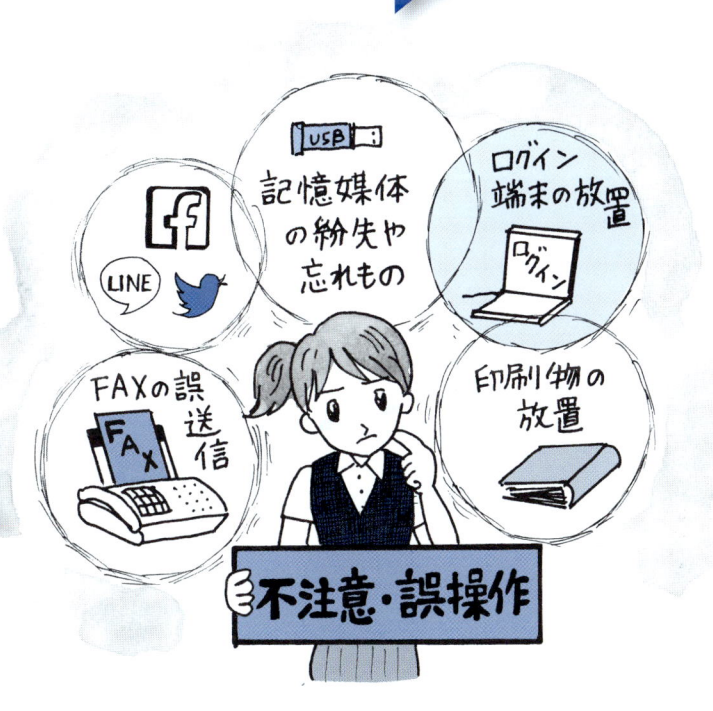

不注意・誤操作

- 記憶媒体の紛失や忘れもの
- ログイン端末の放置
- FAXの誤送信
- 印刷物の放置

解説書 到達目標Ⅱ 実践Ⅱ-1

情報の漏えい対策

KPh II-1-16
ファイル共有ソフト（Winnyなど）をインストールしてはならない

解　説

- KPh II-1-4 に関連するが，Winny などのファイル共有ソフトを利用することにより，外部の不特定者とファイル交換が行われるおそれがある．

- 特に，Antinny などのウイルスに感染すると，個人情報などを含むファイルが知らない間に外部に送信される．

- 端末だけでなく，自宅の PC にもファイル共有ソフトをインストールしないようにし，違法なファイル交換や個人情報の流出を防止しなければならない．

KeyWords

ファイル共有ソフト，Winny，Antinny，ウイルス感染，インストール，ファイル交換，個人情報の流出防止

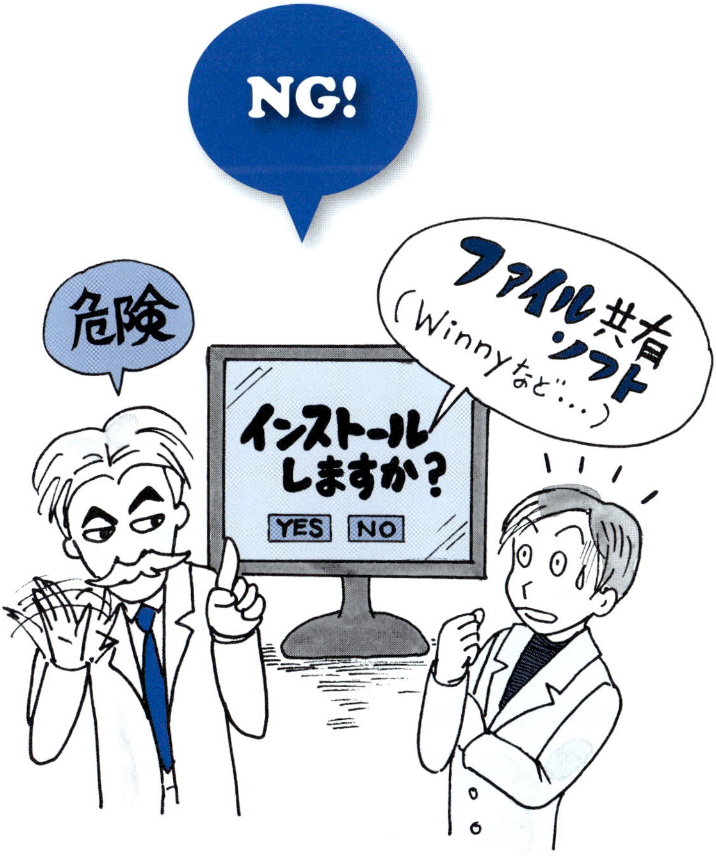
NG!
危険
ファイル共有ソフト
(Winnyなど…)
インストールしますか？
YES
NO

情報の漏えい対策

KPh Ⅱ-1-17

診療情報は，原則として，持ち出してはならない．やむを得ず持ち出す必要がある場合は，病院ルール（または病院管理者などの指示）に従わなければならない

解説

- 診療情報を，通常の診療業務以外の目的（研究，専門医資格申請など）で院外に持ち出す必要がある場合は，個人情報管理者の許可を得るなど，病院ルールに従わなければならない．

- 診療情報を持ち出す行為は，情報漏えいの危険性を増すことを認識する．

KeyWords
診療情報，外部への持ち出し禁止，持ち出す必要がある場合，個人情報管理者，病院ルール，情報漏えいの危険性

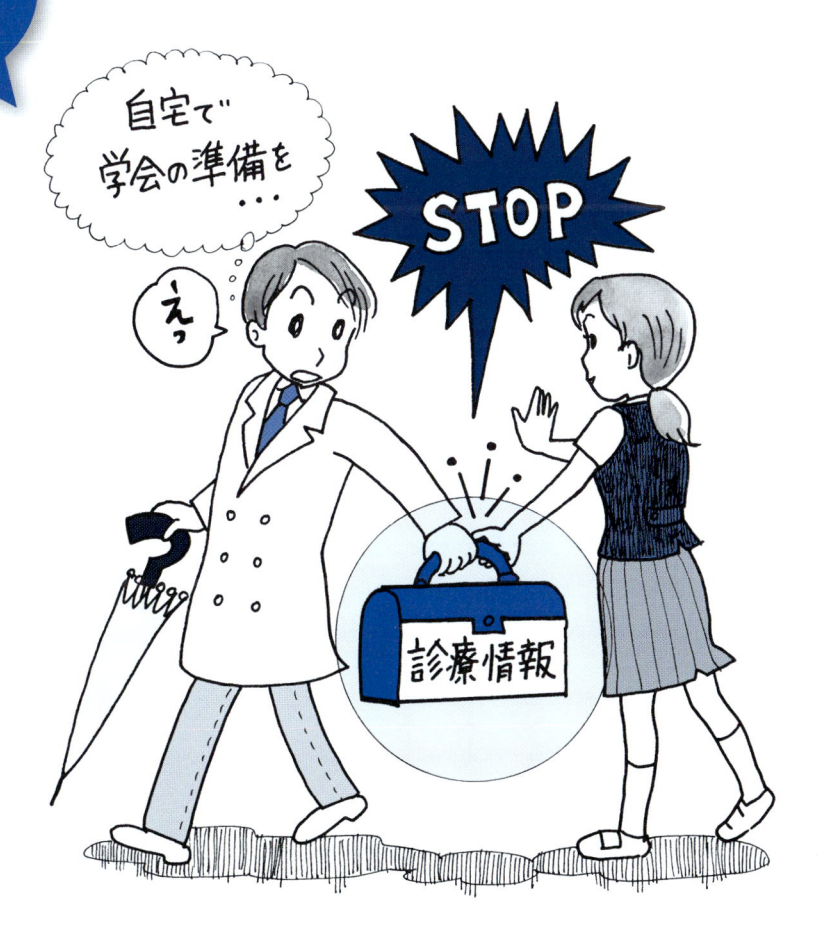

実践 II-1　病院情報システムの入出力端末を正しく操作できる

情報の漏えい対策

KPh II-1-18

携帯電話（PHSを含む），スマートフォン，許可されていないモバイルルータなどは，電源確保のためであっても端末に接続してはならない

解　説

- 携帯型ネットワーク接続機器として，小型の無線LANルータ（モバイルルータ）や，テザリング対応の携帯電話（PHSを含む）・スマートフォンなどがある．

- KPh II-1-13 とも関連するが，充電のためであっても，これらをUSB経由などで病院情報システム端末に接続すると，意図しないインターネットへの接続が起こり，結果として，情報漏えいやウイルス感染が起こるおそれがある．

- 端末への外部からの不正侵入が起こるおそれがある．

- 外部媒体として認識されることもあり，意図せず情報が記憶され，漏えいにつながる可能性がある．

- 専門的な観点からは，充電のためであっても，システム端末に接続すること自体が，情報漏えいの不正行為とみなされる．

KeyWords

携帯電話，PHS，スマートフォン，無線LANルータ，モバイルルータ，テザリング，電源確保，端末に接続禁止，充電のため，USB，インターネット，情報漏えい，ウイルス感染，不正侵入，専門的な観点，接続自体，情報漏えい，不正行為

83

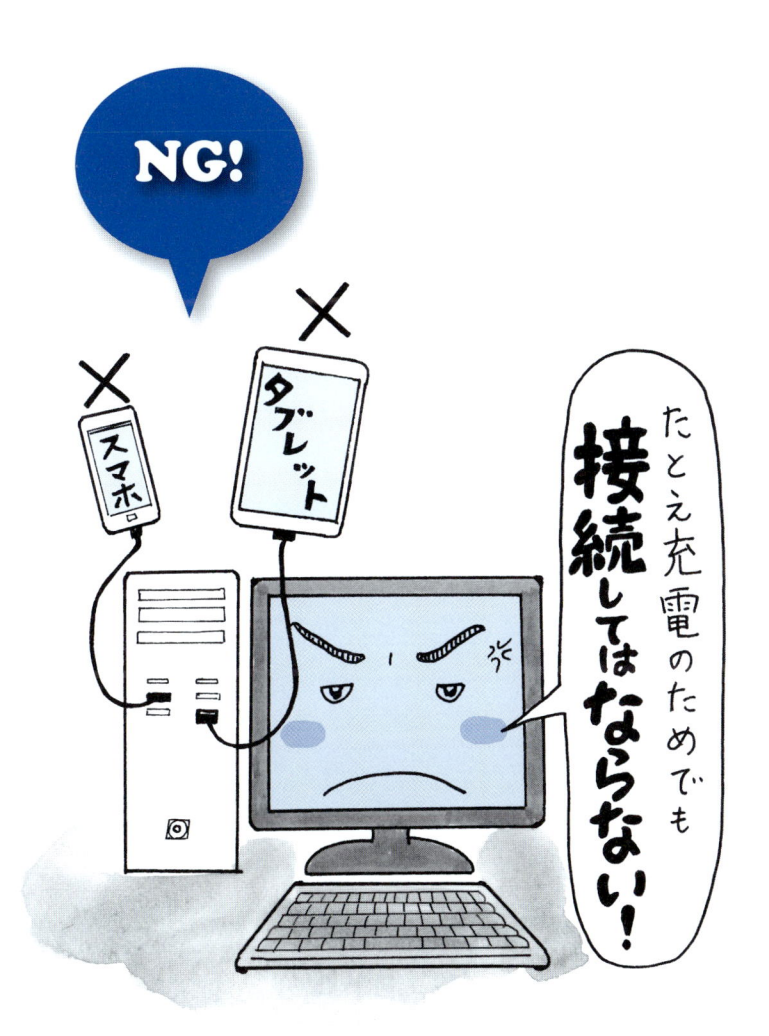

情報の漏えい対策

KPh Ⅱ-1-19

ノートPC，タブレット，携帯端末（PDA）などの可搬型端末の利用に際しては，紛失や盗難，不正な持ち出しを防止するため，端末のアリバイ管理に責任を持たなければならない

解説

- ノートPCなどの**可搬型端末**の**紛失**，および盗難は**情報漏えい**事故の多くを占める．

- 病院内で使用する端末は通常その**使用場所**や保管場所が決められている．

- **アリバイ管理**（**端末の台数**，**識別番号**，**設置場所**などを**定期的に確認**し記録をすること）は，紛失および盗難の早期発見，不正な持ち出しの抑止につながる．

- 長期にわたって所定の場所以外で端末を使用する際には，当該部局の**端末管理者**にその旨を必ず届け出て，許可を得る必要がある．

KeyWords
可搬型端末（ノートPC，タブレット，PDA），紛失，情報漏えい，使用場所，アリバイ管理，端末の台数，識別番号，設置場所，定期確認，端末管理者

Must do!

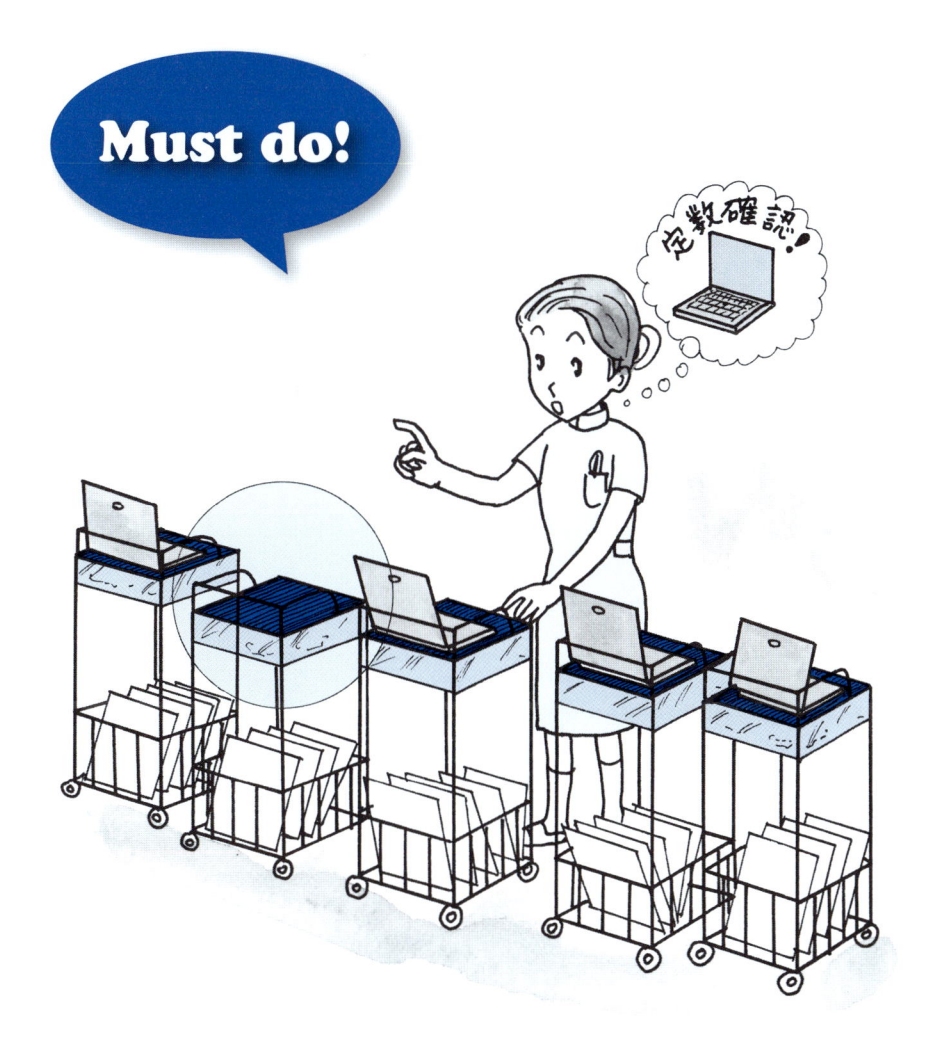

定数確認!

解説書

到達目標 II

実践 II-1

85

情報の漏えい対策

KPh Ⅱ-1-20
個人情報を含む診療情報は，原則として，電子メールで送信してはならない

解説

- 通常の**電子メール**で送信された内容は，**平文**（そのままのデータ形式で容易に判読できる状態）でネットワーク上を流れる．

- 平文で**個人情報**を含む**診療情報**を送信すると，ネットワーク上で不正に読み取られ，情報漏えいが起こる危険性があることを認識すべきである．

- 平文で送信すると，**電子メールの誤送信**により，無関係な者に読み取られるおそれがあることを認識する．
    - ネットワークセキュリティの確保された「**地域医療連携ネットワーク**」では，診療情報をやりとりする際に，第三者からの**覗き見が防止**されている．

- やむを得ず送信する場合は，最低限のセキュリティを担保するために，以下の方法によるものとする．
    ①メール本文には個人情報を含めない．
    ②個人情報は，添付ファイルに格納し**パスワード**で保護する．
    ③パスワードは，別メールで送信する．

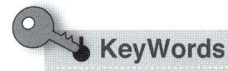

KeyWords
電子メール，平文での送信，個人情報，診療情報，電子メールの誤送信，地域医療連携ネットワーク，覗き見防止，パスワード

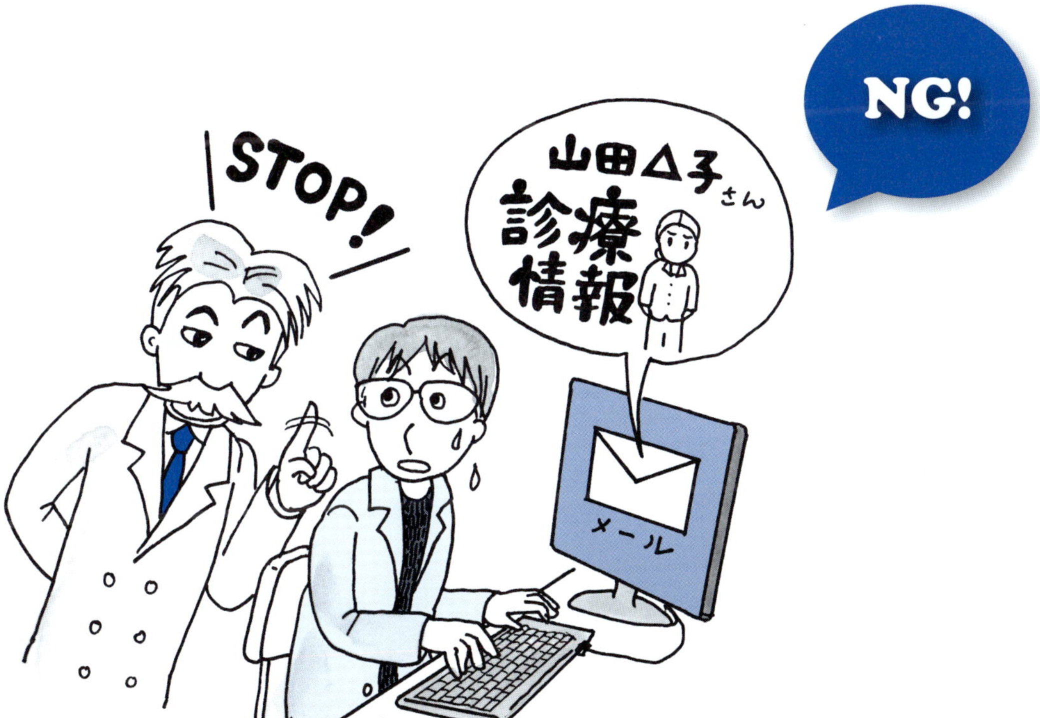
NG!
STOP!
山田△子さん
診療情報
メール

端末操作時の留意点

KPh II-2-1
端末操作をする際は，帳票やファイルなどの出力先を確認しなければならない

解説

- 帳票を印刷する際に，出力先プリンタ名の「指定」や「選択」を求められる場合がある．このような場合に**誤った出力先**を指定すると，本来の出力先に届かず情報の伝達ができない．

- たとえば，**患者に渡すべき印刷物**が手元に届かず，診療に影響するおそれがある．

- 誤って出力された**印刷物が放置**されると，**患者の個人情報の漏えい**の原因になることがある（診察室の端末では，通常，出力先は既定値が設定されているが，誰かが設定変更すると想定する場所に出ない場合があるので，利用者は，自分自身で出力されたかどうかを確認する必要がある）．

- **ファイルを「保存」**する際は，出力先が正しく指定されていることを確認する．

- **誤った保存場所**を指定すると，**権限を持たない利用者**がファイルを**不正に利用**するおそれがある．特に，ファイル共有（フォルダ共有）を行っている場合は注意が必要である（たとえば，地域連携パスなどを共有フォルダに蓄積しているシステムなど）．

- 誤った外部保存媒体を指定した場合は，情報の漏えいや**紛失**のおそれを生じる．

KeyWords
誤った出力先，患者に渡すべき印刷物，印刷物の放置，患者の個人情報の漏えい，ファイル保存，誤った保存場所，権限を持たない利用者，不正利用，情報紛失

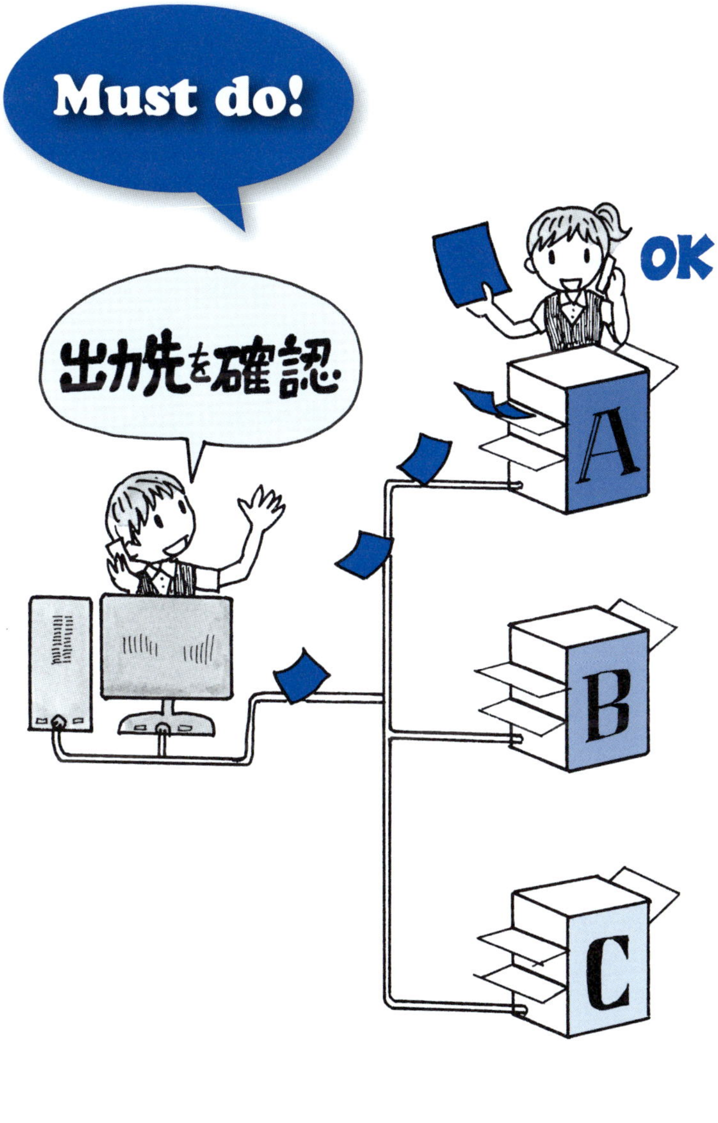
Must do!
出力先を確認
OK
A
B
C

端末操作時の留意点

🔑 KPh Ⅱ-2-2
システム管理者の許可なく，ネットワークに機器を接続したり，機器の設定を変更したりしてはならない

解　説

- ネットワーク機器には「ハブ」，「スイッチ」，および「ルータ」などがある．

- 許可されていない持ち込み PC，携帯電話，スマートフォン，ハブ，スイッチ，および，モバイルルータなどを接続してはならない．

- ネットワークに接続された各機器には，それぞれ「IP アドレス」が付けられ，通信はアドレスを用いて行われる．

- アドレスを含むネットワーク機器の設定は，管理部門により一元的に管理されている．

- 利用者はシステム管理者の許可なしに，機器の取り付け，取り外し，設定変更をしてはならない（たとえば，ネットワーク中に同じアドレスが 2 つ以上設定されると，本来の端末が使えなくなる）．

- ハブやスイッチの差込口（ポート）が空いていても，ケーブルを勝手に差し込んではいけない．
    - たとえば，1 本のケーブルの両端を同じハブの異なるポートに差し込むと，輪（ループ）状の通信経路ができて，信号が無限に回り続けネットワーク全体の障害を起こす．

- 無線 LAN では「アクセスポイント」と呼ばれる機器を用いる．
    - アクセスポイント（あるいはモバイルルータ）は，無線の電波を飛ばすアンテナの役目をする機器である．

- システムの利用者は勝手にアクセスポイントを設置・増設してはならない（不適切な設置により電波干渉を起こしてネットワークが使えなくなることがある）．

KeyWords

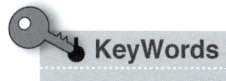

ネットワーク機器，ハブ，スイッチ，IPアドレス，ループ障害，無線LAN，アクセスポイント，無断設置，無断増設，電波干渉

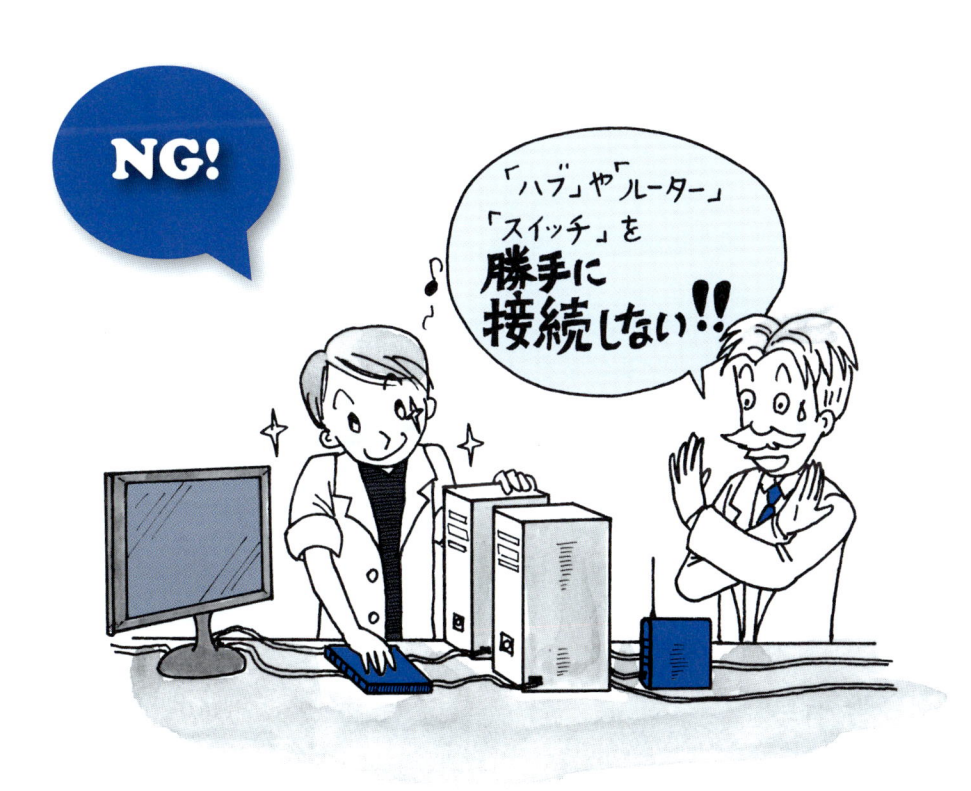

端末操作時の留意点

KPh II-2-3

無線LAN・携帯電話などを使用する際には，周囲に設置されている医療機器や，ペースメーカなどが誤動作を起こす危険性について認識していなければならない

解説

- **無線LAN機器**（モバイルPCを含む），**携帯電話**，**PHS**，および**スマートフォン**は，電源が入っているだけで，通話やデータ通信，メール送受信時以外でも電波を発する場合がある．

- **ペースメーカ**を含む**医療機器**は，強い**電磁波**を受けると**誤動作**する可能性がある．

- 無線通信を行う機器は，医療機器との間で一定の距離を置く必要がある（**離隔距離**）．
    - ペースメーカを含む植込み型医療機器に関して，総務省（平成26年5月）が以下の内容を含む指針を出している．
        - ペースメーカとICタグリーダライタとの間は，22 cm以上離すこと
        - ペースメーカと携帯電話端末との間は，15 cm以上離すこと

- 無線LAN機器は，携帯電話端末やスマートフォンとほぼ同じ強さの電波を発しているため，医療機器（**シリンジポンプ**など）を近づけてはならない．

- 他に比べPHSは発する電波が弱いため，医療機器から数cmの距離まで近づけても誤動作はほとんど起きないが，密着させることは避けたほうがよい．

    参考：「各種電波利用機器の電波が植込み型医療機器へ及ぼす影響を防止するための指針」平成26年5月総務省通知
    ：「医療機関における携帯電話等の使用に関する指針等」平成26年8月総務省通知

KeyWords

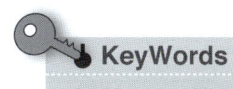

無線LAN機器，携帯電話，PHS，スマートフォン，ペースメーカ，医療機器，電磁波，誤動作，離隔距離，シリンジポンプ

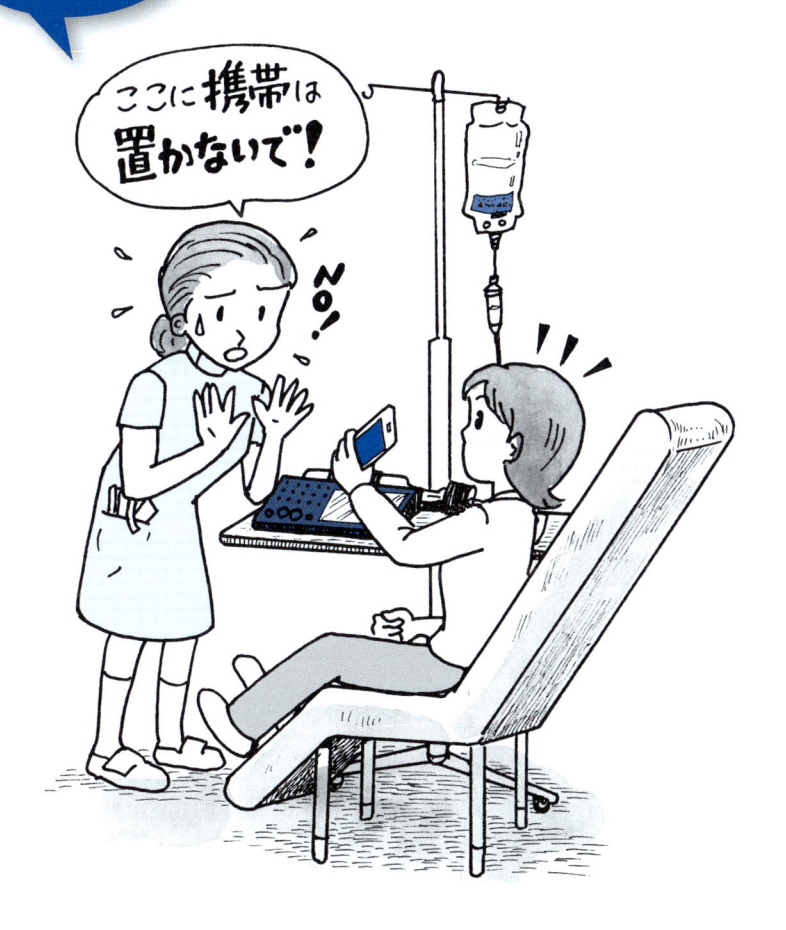

実践 II-3　病院情報システムのトラブル時に，正しい対応ができる

日常の備え

KPh II-3-1
トラブル対応マニュアルの保管場所と記載概要について，確認しておかなければならない

解　説

- **トラブル対応マニュアル**には，**トラブル発生時の初期対応や連絡先**，発生中の対応，**復旧後の対応**が書かれている．

- 最新版のマニュアルが保管されている場所を認識していなければならない．

- トラブル時の初期対応については，現場に対応法を示したチャートを貼るなどして，**情報共有**しておく．

- トラブル時の連絡先は，通常業務時と**休日・時間外**とで異なることがあるので注意を要する．

KeyWords
日常の備え，トラブル対応マニュアル，保管場所，トラブル時の初期対応，トラブル時の連絡先，トラブル復旧後の対応，情報共有，休日・時間外の連絡先

解説書　到達目標Ⅱ　実践Ⅱ-3

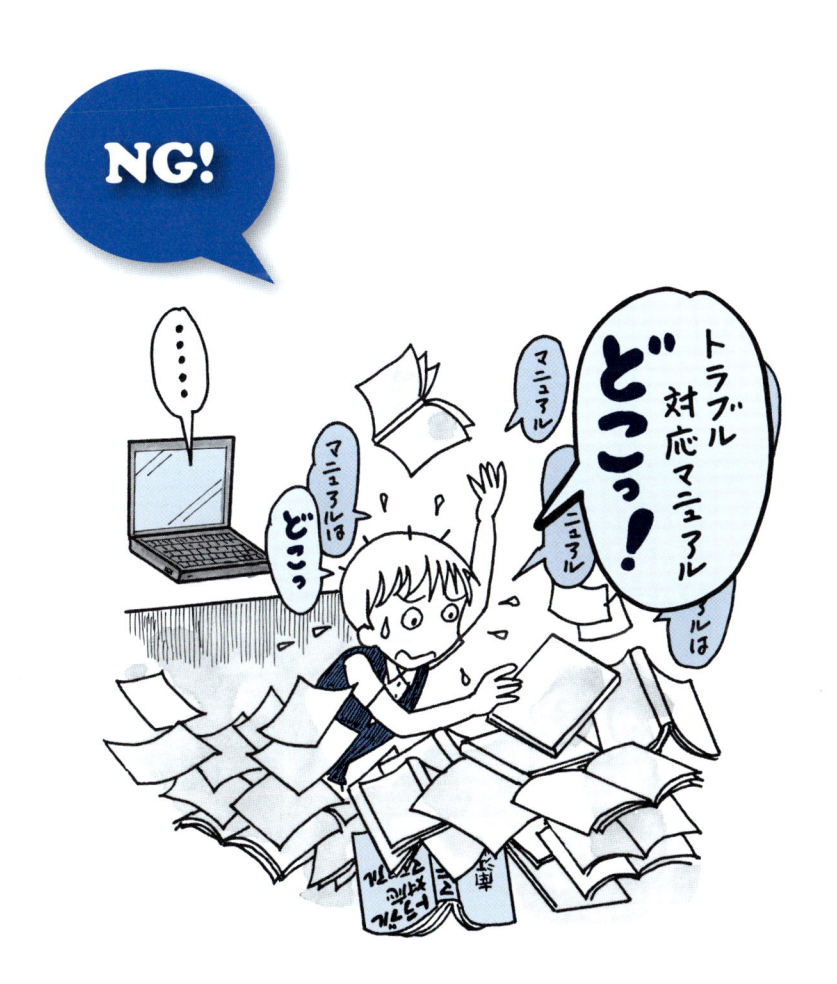

日常の備え

KPh II-3-2
大きなシステムトラブルにつながる兆候を知っていなければならない

解説

- 大きなシステムトラブルが発生する前に，下記のような兆候が現れる場合がある．
  - レスポンスの大幅な遅延
  - ボタン操作不能
  - ログイン不能
  - アプリケーション起動不能
  - 画面フリーズ
  - オーダ発行不能
  - 帳票出力（印刷）不能

  など

- トラブル発生時には端末の電源を切らずに，ただちにシステム管理部門に通報する．

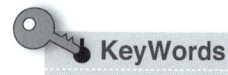

KeyWords
システムトラブルにつながる兆候，レスポンスの大幅な遅延，ボタン操作不能，ログイン不能，アプリケーション起動不能，画面フリーズ，オーダ発行不能，帳票出力（印刷）不能，トラブル発生時，システム管理部門への通報

知ってる?

こんな時は直ちにシステム管理部門に通報

- ログイン不能
- 画面のフリーズ
- オーダ発行不能
- レスポンスの大幅な遅延
- ボタン操作不能
- アプリケーション起動不能

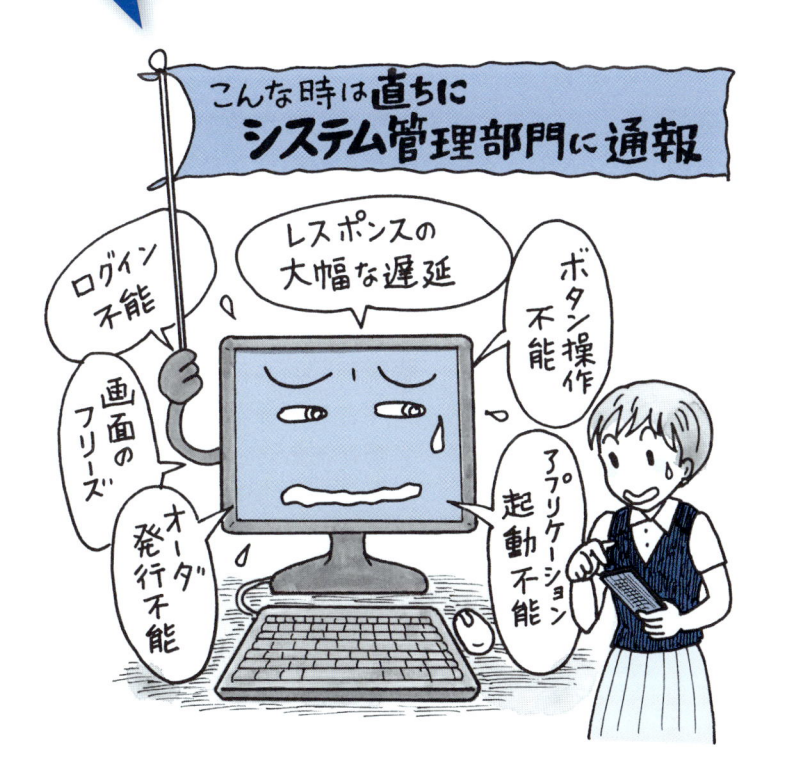

トラブル発生時の対応

KPh Ⅱ-3-3

トラブル発生時には，以下の手順に従ってシステム管理部門に報告し，指示に従わなければならない
　①周辺の他の端末でも類似した現象が起きていないかを確認する
　②異常現象を正確にシステム管理部門に連絡する
　③現在の業務への影響を把握する
　④予想される影響をシステム管理部門に簡潔に報告する
　⑤障害時運用（手書き運用など）への切り替えは，システム管理部門の指示に従う

解説

- 通常と異なる状況（異常現象）に遭遇した場合は，状況およびそれに至った経緯（入力操作）などの情報を，システム管理部門に伝えなければならない．

- トラブル発生時に，むやみに端末の操作を行うことは，トラブルを拡大させる危険性があるので，システム管理部門からの指示があるまで端末操作を行わない．

- 個々に報告すると混乱を生じるので，部門ごとに取りまとめてシステム管理部門に連絡する．

- 各部門での業務に対する影響を，管理部門および関連部門に正確に伝える（患者の混み具合や，オーダの締め切り時間との関係など，トラブルに付随して起こる現場への影響を報告し，協議する必要がある）．

- 障害時運用（手書き運用など）への切り替えは現場のみで判断せず，システム管理部門の指示に従わなければならない（システム復旧の目処や，薬剤部門，検査部門，放射線部門などの部門の準備状況を考慮せずに，手書きなど代替運用を始めるとかえって混乱を招く場合がある）．

- 障害時運用（手書き運用など）を行っている期間は，紙情報が診療録などの原本であることを意識していなければならない．

KeyWords
システム管理部門への通報，トラブル発生，類似現象の確認，部門業務への影響と報告，障害時運用（手書き運用など）

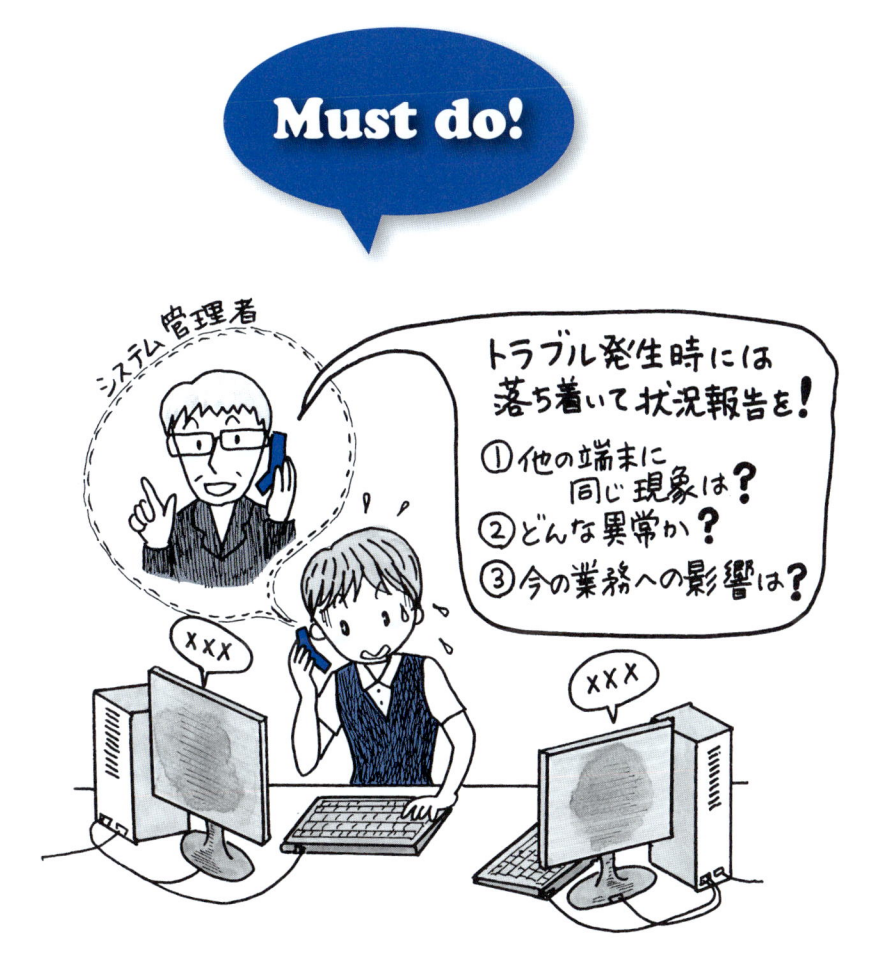

トラブル発生時の対応

KPh II-3-4

入力操作中にトラブルが発生した場合は，再入力（事後入力を含む）を行う場合に備え，次の記録を残しておかなければならない
　①入力者（操作者）名
　②患者ID，患者氏名
　③入力時刻（実施時刻）
　④入力項目（何を行おうとしていたか）

解　説

● トラブル発生時に**入力操作**がどこまで行われたかを確認する．

● **トラブル発生時に行っていた操作内容**を「**確認用メモ用紙**」などに記録する．これにより，**復旧後の入力時の誤り**や，**漏れ**を防ぐことができる．

KeyWords
入力者名，患者ID，患者氏名，入力時刻，入力項目，入力操作，入力内容の確認，トラブル発生時に行っていた操作，確認用メモ用紙，復旧後の誤入力の防止，復旧後の入力漏れの防止

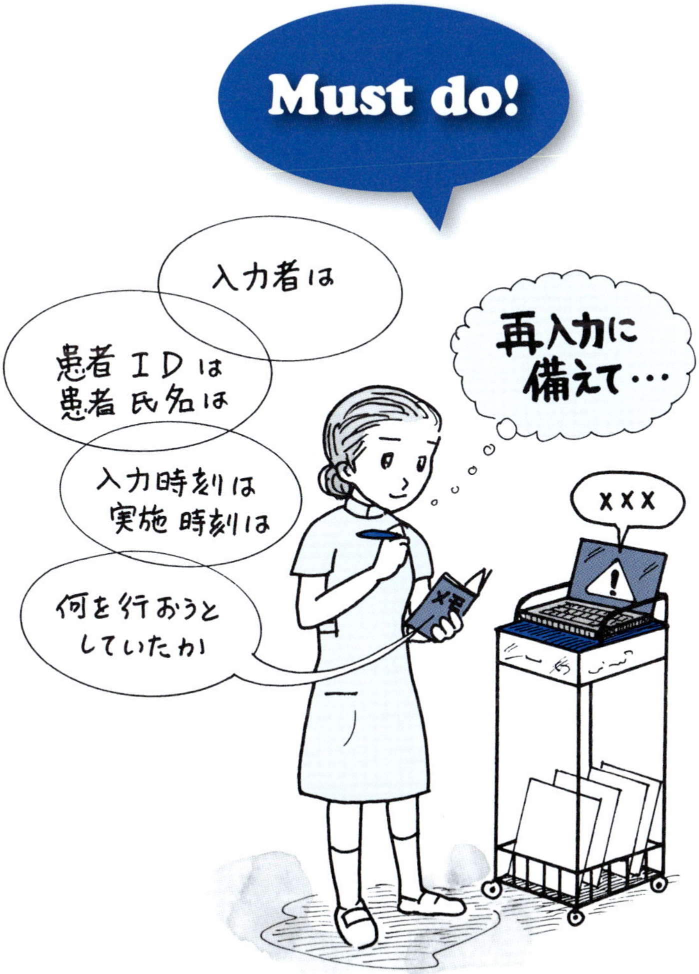
Must do!
入力者は
患者IDは
患者氏名は
入力時刻は
実施時刻は
何を行おうと
していたか
再入力に
備えて…
XXX

システム復旧後の対応

> ### 🔑 KPh Ⅱ-3-5
>
> システム復旧後，以下に沿って対処しなければならない
> ①入力データの重複や欠落がないことを確認する
> ②入力データの欠落がある場合は，障害時運用（手書き運用など）の内容を参照し入力する

解説

- システムの**復旧判断**は**システム管理部門**が行うので，利用者は**指示**があるまで使用を再開してはならない．

- どこまで**入力済みかを確認**する（患者のデータ入力に**重複，欠落**，誤り，文字化けなどがないかを確認する）．

- **トラブル対応マニュアルを参照**して「**確認用メモ用紙**」などを参考に，事後入力を行う．

- **事後入力**時は，**イベント**（診療行為・患者に発生した変化）の**発生時刻と内容**を，事実に沿って記載する（ここは，病院施設によって運用が異なるため，各施設の運用マニュアルに従う）．

- 障害時の代替運用（紙運用など）から通常運用へ復帰する際は，システム管理部門の指示に従わなければならない．

- 障害時の代替運用（紙運用など）を行っている期間は，紙情報が**診療記録などの原本**であり，復帰後，これらの情報がシステムに後追い入力（転記）された後に，どちらを原本として扱うかは，それぞれの病院の運用に従う．
    - 災害時など長期にわたる代替運用中の情報の取り扱いは，情報をスキャナーで読む，転記するなど病院によってまちまちの方法がとられている．病院情報システムの一般利用者は，運用マニュアルなどにより「原本」は何かを確認し，齟齬のない運用をしなければならない．

KeyWords

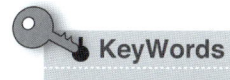

システム復旧後，入力データ重複や欠落，手書き内容の確認，システム復旧判断，利用再開の判断，システム管理部門の指示，入力済み内容の確認，トラブル対応マニュアル参照，確認用メモ用紙，事後入力，イベントの発生時刻，イベントの内容，診療記録の原本

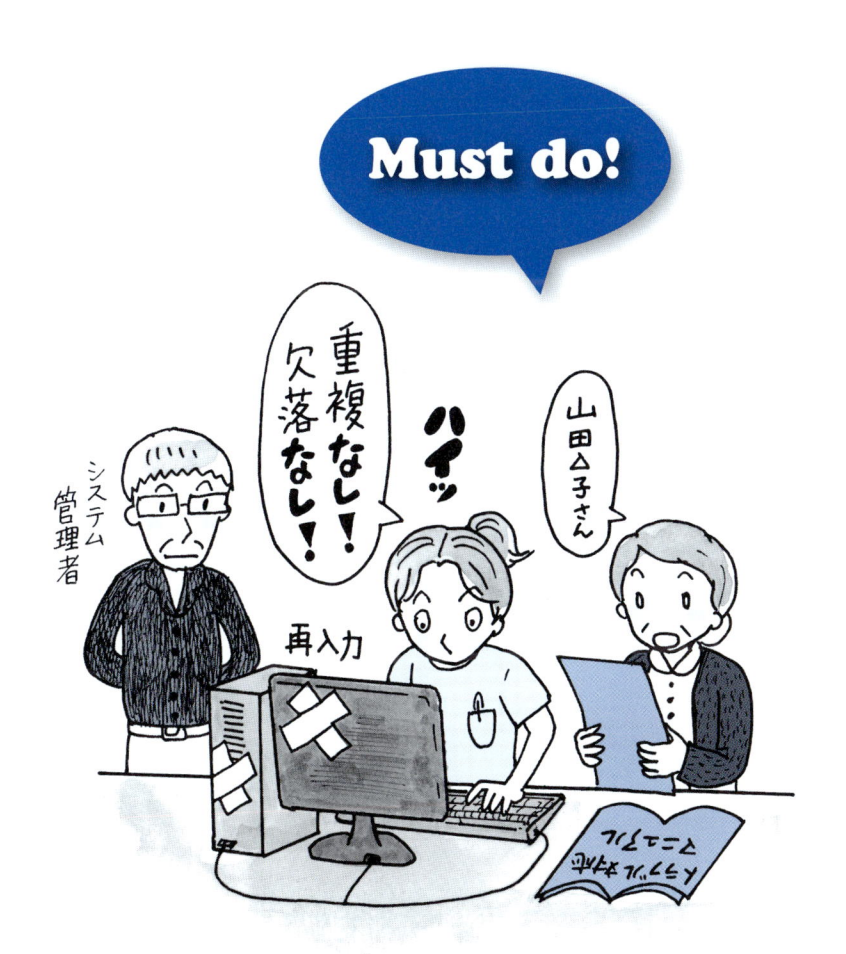

医療事故防止のためのシステム活用

KPh II-4-1
患者誤認防止機能，および指示内容・行為の突合機能を活用しなければならない

解 説

- システムの持つ**患者誤認防止機能**にどのようなものがあるかを認識しておく．

- **バーコード・RFID タグ**付きの**リストバンド**や診察券などを使うと，**患者確認**が確実・容易にできる．

- バーコード付きの**ネームカード**や，**静脈認証**などを使うと，**実施者確認**が確実・容易にできる．

- バーコードや RFID タグの付いた**医薬品**や**医療機器**，**検体採取容器**を使うと，これらと**指示内容**との**突合**が確実・容易にできる．

- 上記により，患者と実施者と指示内容との突合（いわゆる **3 点確認**）および，これらに**対象物**を加えた突合（いわゆる **4 点確認**）が可能となる．

KeyWords
患者誤認防止機能，指示内容，突合機能，バーコード，RFID タグ，リストバンド，患者確認，ネームカード，静脈認証，実施者確認，対象物（医薬品や医療機器，検体採取容器）の確認，3 点確認，4 点確認

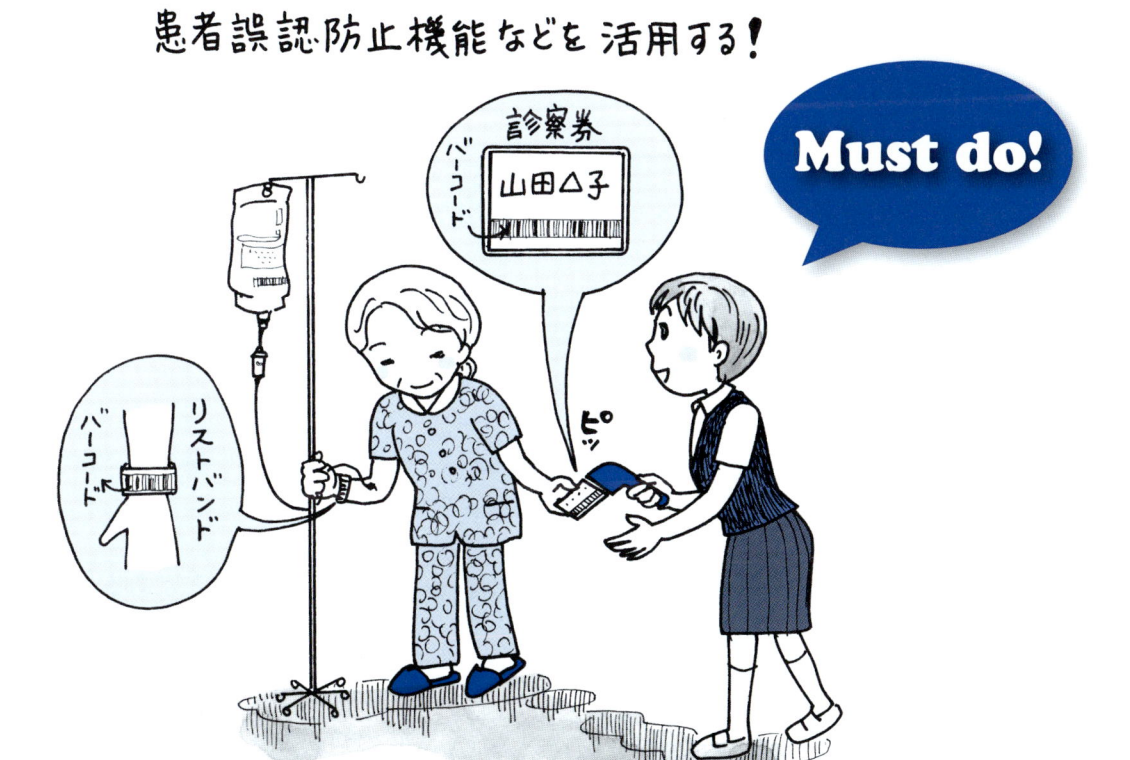

患者誤認防止機能などを活用する！

Must do!

警告表示把握時の留意点

KPh Ⅱ-4-2

警告表示には，適切に対応しなければならない
　①警告内容を，決して無視しない
　②警告表示がなくても，安心してはいけない

解　説

● オーダ入力時に**警告表示（警告メッセージ）**が出た場合，オーダ内容を再度吟味する必要がある．

● たとえば処方オーダでは，以下のような**チェック機能**により，警告メッセージが表示されることがある．
　・薬剤の重複投与・相互作用チェック
　・投与量の上限・下限チェック
　・投与日数チェック
　・年齢や体重による小児薬用量のチェック
　など

● 実施確認時に警告表示（警告メッセージ）が出た場合，**患者と対象物を再確認**する必要がある．
　・輸血実施時は，患者と製剤との不一致
　・注射時には患者と薬品との不一致
　などの場合に警告が出ることがある．

● **警告表示の内容**を確認したうえで，あえて指示しなければならない場合は，指示者の責任において行う（精神科領域の投薬などの場合）．

● チェック機能があっても，警告表示（警告メッセージ）が出ないことがあるので注意を要する．
　・たとえば，感染症・アレルギーの場合，検査が指示されていないか，検査が指示されていても実施されていない場合には，結果欄が空白になっていることがある．このような場合，**「検査結果が陰性」**と**「未検査」の区別**がつかないことがある．

KeyWords

警告表示（警告メッセージ），オーダ時チェック機能，患者と対象物の再確認，警告表示内容，実施時チェック機能，検査結果の陰性と未検査時の区別

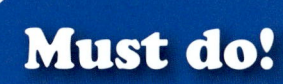

Must do!

警告表示には適切に対応する！

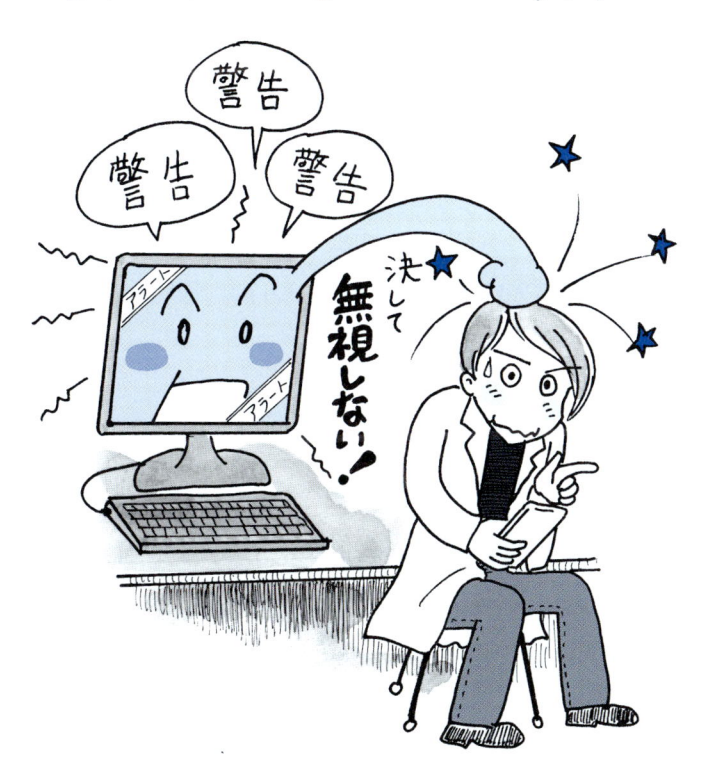

システムの有用性の理解と改善の要望

KPh Ⅱ-5-1

病院情報システムの導入は，以下のような有用性をもたらすことを認識していなければならない
① 迅速な情報共有を可能にする
② チーム医療を推進する
③ 業務の標準化を推進する
④ 業務の効率化に有効である
⑤ 患者の安全確保と医療の質の向上に役立つ

解説

- 病院情報システムは，医療専門職間で**情報共有**を容易にし，**業務の安全性**や**医療の質の向上**に役立つ．

- 従来の**チーム医療**は，手書きの情報を用いて，多職種が異なった手順で行っていたことにより，情報伝達がうまくいかず誤りを生じる原因ともなっていた．

- 病院情報システムの導入により，**業務の標準化**が図られ，業務を**一定の手順**で行うことで**誤りが減少**することが期待できる．

- 病院情報システムの導入により，医療チーム内に**情報が同時に伝達**されるため，**効率よく業務が行える**ようになる．

KeyWords

システム導入のメリット，業務の標準化，多職種間の情報共有，患者の安全確保，医療の質の向上，チーム医療，一定の業務手順，誤った手順の減少，情報の同時伝達，業務の効率化

Must do!

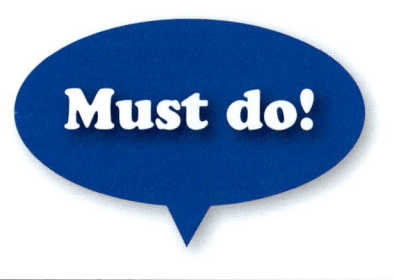

病院情報システムを導入することで…

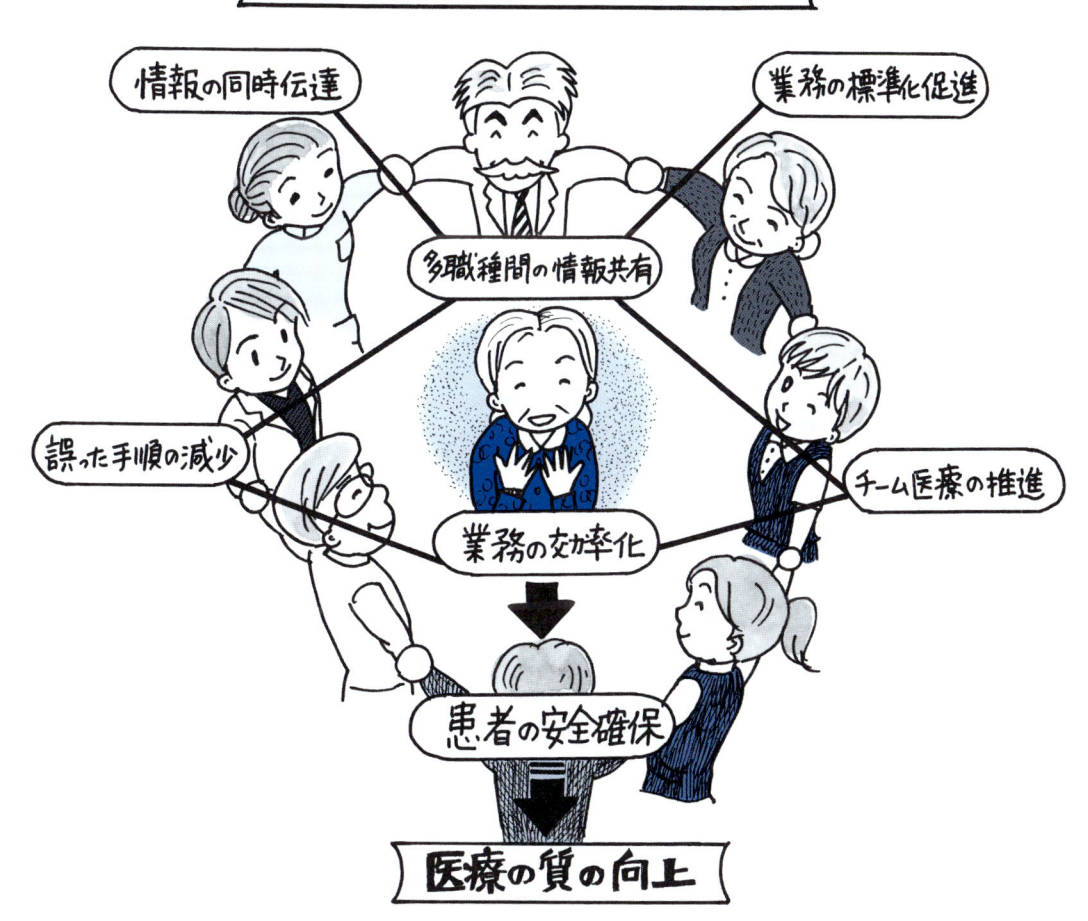

- 情報の同時伝達
- 業務の標準化促進
- 多職種間の情報共有
- 誤った手順の減少
- チーム医療の推進
- 業務の効率化

↓

患者の安全確保

↓

医療の質の向上

解説書 到達目標Ⅱ 実践Ⅱ-5

システムの有用性の理解と改善の要望

> **KPh Ⅱ-5-2**
>
> システムの改善を要求する場合には，以下の点に留意しなければならない
>   ① 要望は，システムの有用性を高めるか
>   ② 要望は，影響範囲（他部門・他職種への業務上の影響）を考慮しているか
>   ③ 制度的制約，技術的制約および予算的制約のもとで，必ずしも要望が満たされないことを理解しているか

解説

- システムは陳腐化するものである．

- 要望を積極的に提案することは，将来の情報システムを進化させることになるので推奨される．

- システムを使用していると，改良，**改善の要望**が思い浮かぶものである．

- 制度の変化によっても，変更点が生じることもある．

- 要望は，あなたの所属する部門業務の安全性，利便性，効率，および**効果**が高まることはもちろんであり，そのメリットを明記することが重要である．

- しかし，メリットがあっても制度上認められないことがある．

- 同時に，他の関連部門，他の職種の**業務上に影響**がないかを吟味する．

- 他の業務の流れを大きく変えるような要求の場合，**大局的視点**からのシステムの改修が，将来の病院業務に役立つことを考慮する．

- 技術的にシステム改善が可能であっても，膨大な予算が必要になることや，運用上の支障をきたすことなどが生じることを理解する．

KeyWords

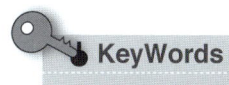

システムの改善を要求,システムの有用性,情報共有,チーム医療,医療情報の標準化,業務の効率化,効果,患者安全,大局的視点,医療の質,システム更改,改善要望,要望の影響範囲,関連部門の意見,制約条件,制度的制約,技術的制約,予算的制約,病院全体のバランス,医療現場の意見,情報システムの有用性向上

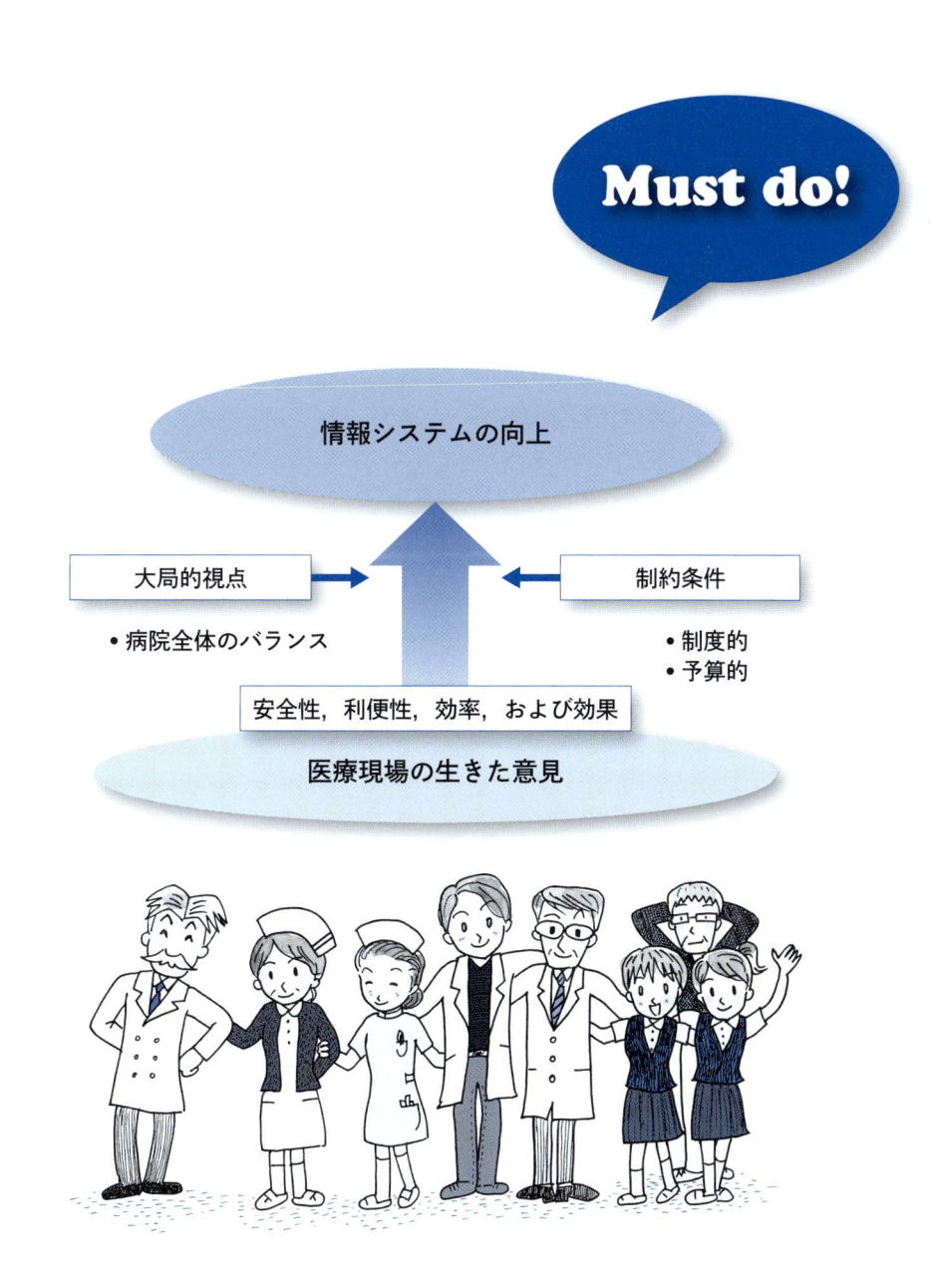

Must do!

情報システムの向上

大局的視点 → ← 制約条件
・病院全体のバランス ・制度的
・予算的

安全性,利便性,効率,および効果

医療現場の生きた意見

あとがき

　この「病院情報システムの利用者心得」およびその「解説書」は，病院の医師，看護師をはじめとする全医療従事者，事務職員，病院業務の委託業者，および外部の連携機関の関係者（病院の情報システムにアクセスし，情報利用する機関の職員）などが対象です．

　医療情報技師をはじめとする情報管理者の皆さまはもとより，病院の医療安全担当者，病院長，事務部門長，看護部門長など管理者のお立場からも，ぜひ，お目通しいただきお役立ていただきたく存じます．

　今後「病院情報システムの利用者心得」および「解説書」は，継続的に改訂を行う予定です．掲載内容について，多数ご意見をいただければ，今後に反映していきたいと存じます．

2014年11月

　　　　　　　　　　　　一般社団法人　日本医療情報学会　医療情報技師育成部会
　　　　　　　　　　　　「病院情報システムの利用者心得 解説書」編集責任者
　　　　　　　　　　　　　　　　　　　　　　　　　　　　石川　澄

Keywords 索引

和文

あ
悪意のある侵入　76
アクシデント　38
アクセスの多い時間帯　56
アクセスポイント　91
アプリケーション起動不能　96
誤った出力先　88
誤った手順の減少　108
誤った保存場所　88
誤り訂正請求　24
アリバイ管理　84
アレルギー情報　28

い
意思表示　36
異常な動作を起こすおそれ　54
異常なレスポンス低下　75
遺族からの照会　18
一次利用　15
一定の業務手順　108
違反行為　48
イベント
　──の内容　103
　──の発生時刻　41, 103
医療機器　93
医療現場の意見　111
医療行為　30
医療情報の標準化　111
医療の質　111
　──に関する評価指標　44
　──の向上　108
院外からの情報提供　34
印刷物の放置　88
インシデント　38
　──レポート　38
インストール　54, 78
インターネット　82

う
ウイルス
　──感染　73, 75, 78, 82
　──検出　75
　──対策ソフト　73
　──の拡散　75
運用管理規程　42, 48, 59
運用マニュアル　42, 59

お
オーダ時チェック機能　107
オーダ発行不能　96

か
改ざん　41
開始・終了時刻　30
開示義務の例外　22
改善検討　38
改善要望　111
外部記憶媒体　73
外部への持ち出し禁止　80
確認用メモ用紙　100, 103
家族などの同意　16
学会発表　16
可搬型端末　84
画面フリーズ　96
関係者への連絡　67
観察所見　30
患者
　── ID　100
　──安全　111
　──確認　104
　──基本情報　15, 28
　──誤認防止　30, 104
　──氏名　100
　──同定　34
　──と対象物の再確認　107
　──に渡すべき印刷物　88
　──の安全確保　108
　──の個人情報　15
　　　──の漏えい　88
　──の自己情報　24
　──の名乗り　30
　──の反応の記録　36
　──の病院選択　44
　コミュニケーションが困難な
　　──　36
　死亡した──　18
　生存する──　18
感染症情報　28
完全な削除　21
関連部門の意見　111

き
記憶媒体　76
記載
　──がない　41
　──時刻　41
　──のプロセス　41
　──漏れの修正方法　41
技術的制約　111
義務付け　52
客観的事実　24
休日・時間外の連絡先　94
強制終了　70
業務
　──終了時　68
　──終了手順　68
　──の効率化　108, 111
　──の標準化　108

く
クリニカルインディケータ　44

け
警告表示　107
警告メッセージ　107
携帯電話　82, 93
原因分析　38
権限を持たない利用者　88

検査結果の陰性と未検査時の区別　107

■こ
行為がない　41
公共スペースでの会話　76
厚生労働省　52
口頭指示　32
故障の原因　54
個人情報　76, 86
　　──管理者　80
　　──の流出防止　78
　　──漏えいのリスク　21
　　──を含む媒体の廃棄　21
誤操作　76
誤動作　93
誤入力の防止（復旧後の）　100
コミュニケーションが困難な患者　36

■さ
サーバ負荷　56
削除ツール　21

■し
識別番号　84
時系列性　41
事後承認　32
自己情報コントロール権　26
事後入力　103
指示受け　32
事実
　　──がない　41
　　──と異なる削除　41
　　──と異なる追記　41
　　──と異なる変更　41
　　客観的──　24
指示内容　104
システム
　　──管理部門　75, 96, 99, 103
　　──更改　111
　　──導入のメリット　108
　　──トラブルにつながる兆候　96

　　──トラブルの原因　56
　　──の改善要求　111
　　──の有用性　111
　　──破壊　70
　　──復旧後　103
　　──復旧判断　103
　　──への入力　64
実施
　　──確認　30
　　──記録　32
　　──時刻　32
　　──時チェック機能　107
　　──者確認　104
　　──内容　32
　　──日時　34
指摘確認　24
自分のID，パスワード　59
死亡した患者の情報　18
車上荒らし　76
修正履歴　41
充電　82
十分な説明　36
守秘義務　15
紹介患者データ　73
障害時運用　99
情報
　　──の真正性　62
　　──の同時伝達　108
情報閲覧　22
情報開示　22
　　──請求権　22
情報共有　64, 94, 111
情報システムの有用性向上　111
情報収集　26
情報紛失　88
情報漏えい　15, 73, 76, 82, 84
　　──の危険性　80
　　──防止対策　76
静脈認証　104
所定欄への記録　28
シリンジポンプ　93
診療（記）録　41, 42, 103
診療実績　44
診療情報　15, 44, 80, 86

■す
推測・推察の記載法　41
スイッチ　91
スマートフォン　82, 93

■せ
請求手続き　22
生前の意思　18
生存する患者　18
制度的制約　111
制約条件　111
接続　82
設置場所　84
説明書　36
専門的な観点　82

■そ
操作・運用マニュアル　48
操作時の留意点　59

■た
大局的視点　111
代行者自身のID，パスワード　59
代行入力　59
第三者提供　15
対象物（医薬品や医療機器，検体採取容器）の確認　104
退職後の義務　15
代諾者の同意　16
代理人　22
大量データの検索，集計処理　56
多職種間の情報共有　108
他の利用者への配慮　60
他部門への伝達段階　64
他部門への連絡　67
タブレット　84
端末
　　──アクセス　59
　　──からの離席　60
　　──管理者　84
　　──使用中　60
　　──使用場所　84
　　──に接続禁止　82
　　──の設定変更　54

Keywords 索引

──の台数　84
──の利用　62
──利用可能段階　64
──を「使用禁止」　75
可搬型──　84

ち
地域医療連携ネットワーク　86
チーム医療　108, 111
懲罰の対象　48
帳票出力（印刷）不能　96
直接判読可能な情報　21

て
定期確認　84
提供元の医療機関名　34
訂正　67
　　──しない場合　24
手書き運用　99
手書き内容の確認　103
テザリング　82
データ取り込み　73
電源確保　82
電源ケーブルの引き抜き　70
電磁波　93
電子メール　86
　　──にリンクされたwebサイト　73
　　──の誤送信　86
電波干渉　91
電話連絡　67

と
同意　16, 26, 36
　　──の撤回　26
同意書　36
当事者としての役割　44
盗難　76
匿名化　16
突合機能　104
トラブル
　　──対応マニュアル　94, 103
　　──時の初期対応　94
　　──時の連絡先　94

──発生　96, 99
　　　──時に行っていた操作　100
　　　──復旧後の対応　94

な
内容
　　──の記録　32
　　──の秘匿　15
納得　36
なりすまし　60, 62, 76

に
二次利用　16
日常の備え　94
入出力端末の操作　48
入力
　　──画面のフリーズ　70
　　──項目　100
　　──時刻　100
　　──時の確認　64
　　──情報の保存確認　70
　　──済み内容の確認　103
　　──操作　100
　　──データ重複や欠落　103
　　──途中の異常終了　70
　　──内容の確認　100
　　──の誤り　67
　　──間違いの防止　64
　　──漏れ　67
　　　──の防止（復旧後の）100
入力者
　　──の責任　64
　　──名　100

ね
ネットワーク
　　──機器　91
　　──切断の方法の確認　75
　　──プリンタ　76
ネームカード　104

の
覗き見　60, 76
　　──防止　86

ノートPC　84

は
廃棄物処理業者への委託　21
バーコード　104
パスワード　86
　　──の更新　52
　　──の設定　50
　　──の保存　50
　　──を忘れた場合　50
ハブ　91

ひ
被保険者証　28
病院機能　44
病院情報システムの安全性と有用性　48
病院全体のバランス　111
病院ルール　80
平文での送信　86

ふ
ファイル
　　──共有ソフト　78
　　──交換　78
　　──の消失　75
　　──保存　88
不開示の記録　22
復元不可能な状態　21
復元リスク　21
復唱　32
部署ごとの共通ID　59
不審なメール　73
不正
　　──アクセス　62
　　──行為　82
　　──侵入　82
　　──利用　88
復旧後の
　　──誤入力の防止　100
　　──入力漏れの防止　100
物理的破壊　21
部門業務への影響と報告　99
紛失
　　──，記憶媒体　76
　　──，可搬型端末　84

へ
ペースメーカ　93
別の利用者　62
変更の有無　28

ほ
保管場所　94
ボタン操作不能　96
本人の同意　16, 26
本人への通知　24

ま
マスキング　16
マニュアル
　運用——　42, 59
　操作・運用——　48
　トラブル対応——　94, 103

み
見覚えのない
　——ファイルの存在　75
　——メールの存在　75

む
無許可ソフトウェアのインストール禁止　54
無線 LAN　75, 91, 93
　——ルータ　82
無断設置　91
無断増設　91

め
名誉の尊重　18
メールにリンクされた Web サイト　73

も
目的外利用　26
持ち出す必要がある場合　80
モバイルルータ　82

よ
要望の影響範囲　111
予算的制約　111

り
理解　36
離隔距離　93
離職後の義務　15
リスクマネジャー　38
リストバンド　30, 104
利用再開の判断　103
利用者自らの定期更新　52
利用目的　26
臨床指標　44

る
類似現象の確認　99
ループ障害　91

れ
レスポンス遅延　70, 96
連絡　67
　——事項の確認　67
連絡先
　休日・時間外の——　94

ろ
ログアウト　60, 68
ログイン
　——画面　68
　——時　50
　——のまま放置　60
　——不能　96

欧　文

Antinny　78
CD-ROM　73
FAX の誤送信　76
IP アドレス　91
PDA　84
PHS　82, 93
RFID タグ　104
SNS　76
USB メモリ　73, 82
Winny　78

病院情報システムの利用者心得 解説書

2014年11月20日　発行	編集者　一般社団法人日本医療情報学会
	医療情報技師育成部会
	代表者　部会長　内藤道夫
	発行者　小立鉦彦
	発行所　株式会社 南 江 堂
	〒113-8410　東京都文京区本郷三丁目42番6号
	☎(出版)03-3811-7236　(営業)03-3811-7239
	ホームページ　http://www.nankodo.co.jp/
	振替口座　00120-1-149
	印刷・製本　横山印刷
	装丁　杉本勇気(Ladybird)

© Japan Association for Medical Informatics Healthcare Information Technologist Fostering Taskforce, 2014

定価は表紙に表示してあります．　　　　　　　　　　　　Printed and Bound in Japan
落丁・乱丁の場合はお取り替えいたします．　　　　　　　ISBN978-4-524-25709-6

本書の無断複写を禁じます．

JCOPY　〈(社)出版者著作権管理機構　委託出版物〉

本書の無断複写は，著作権法上での例外を除き，禁じられています．複写される場合は，そのつど事前に，(社)出版者著作権管理機構(TEL 03-3513-6969，FAX 03-3513-6979，e-mail: info@jcopy.or.jp)の許諾を得てください．

本書をスキャン，デジタルデータ化するなどの複製を無許諾で行う行為は，著作権法上での限られた例外(「私的使用のための複製」など)を除き禁じられています．大学，病院，企業などにおいて，内部的に業務上使用する目的で上記の行為を行うことは私的使用には該当せず違法です．また私的使用のためであっても，代行業者等の第三者に依頼して上記の行為を行うことは違法です．